# 多病息災にくらす健康生活術

## 病気も老いも仲良くつきあう22章

さとう内科院長
佐藤博道

吉備人出版

# 多病息災にくらす健康生活術

病気も老いも仲良くつきあう22章

この本を、三〇年間苦楽を共にしてきた妻裕枝に捧げます

# はじめに

若い頃にはあるのが当然で、その存在さえ気にもしなかったものを、ご存知ですか？

それは自分の「健康」です。しかし、あわただしい人生の夏が過ぎ、秋の日ざしが差し始める頃、ふと気になってくるものがあります。それが「病気の影」です。

現在、日本人の平均寿命は、男七九・○○歳、女八五・八一歳（二○○七年七月、厚生労働省発表）で、女性は世界一、男性は世界二位です。そして、人生八○年時代ともてはやされ、誰でもが八○歳まで長生きできると思われているかもしれません。しかし現実には、男で八○歳をむかえられるのは、ざっと二人に一人、女では三人に二人です。自分がそのなかに選ばれるかどうかは誰にもわからないのです。

世の中には、「こうすれば病気が治る」、「奇跡の○○パワー」あるいは「こうすれば病気知らずで一○○歳まで」などといった健康情報があふれています。でも、ある程度の年齢になると、そんなうまい話などないことぐらい、みんなわかっています。それでも、目の前の健康神話をついつい信じてしまうのも、また人間の心理です。

しかし現実はちがいます。中年以降になると、さまざまな病気がでてきます。現在、日本の高血圧患者は三五〇〇万人、高脂血症二二〇〇万人、糖尿病六〇〇万人、糖尿病予備軍一三七〇万人、メタボリック・シンドローム一九六〇万人、脳卒中一四七万人、がん一三〇万人、心臓病一〇〇万人です。これだけ多くの方が病気になるということは、中年以降は、病気にならない方が不思議なのです。健康が例外なのです。中高年の方が健診を受けると、たいてい何らかの異常がみつかります。

高齢化社会は、みんな病気をもって生きていく社会です。多病息災にくらす時代です。これからの時代は、健康だけが価値をもつと考えるのは、まちがいです。病気でもいい、年をとってもいいのです。病気になっても、老いても、人間の価値は一向に変わりないからです。ですから病気や老いとは、仲良くつきあっていくのが一番いいのです。

今の医学で治せる病気は、急性疾患だけです。慢性の病気は治りません。今の医学でできることは、病気の進行をコントロールし、「老病死」を先送りすることだけです。病気はいやだ、年をとるのはいやだというのでは、いつまでたっても不安が消えません。また、健康グッズやサプリメントに頼るアンチエイジングも無駄な努力です。

ひろさちやさん（宗教文化研究家）の解釈によれば、お釈迦様は、「生老病死」を「思うがままにならないこと」と教えてくれました。いつまでも若くあろうとし、また病気を拒否して生きようとするのは、おろかなことだと思います。

釈尊のたとえ話に「第二の矢」というのがあります。病気になれば誰でも苦痛を感じます。これが第一の矢です。しかし、病気のことで思い悩むと、第二の矢を受けてしまいます。第二の矢のほうが、もっと人間を苦しめるのです。悟りを開いた人は、第一の矢を受けても、第二の矢は受けません。病気になったら病気になったでいいと考えるからです。

病気になると、いいことがあります。ひとつは、健康のありがたさがわかります。次に、家族の大切さがわかります。そして人に優しくなれます。また健康な時には考えもしなかった「自分」をみつめるチャンスとなります。「死」を考える時間ともなります。そして運よく病気から回復した時には、人生の中身が濃くなっています。

また年をとると、今までみえなかったものがみえてきます。こわいものがなくなります。

病気になること、老いることは人生の大切な要素です。今まで病気になったことのない人は、病気の人の気持ちがわかりません。また自分が病気になるはずがないと思っている人は、もし病気になったときには、落胆が大きくなります。あまり健康を欲張ってはいけません。私たちは、いつどんな病気になるか、どんな事故に遭うかわからないのです。

江戸時代の禅僧良寛さんは、越後の大地震に遭った時に、「災難に遭う時節には、災難に遭うがよく候。死ぬ時節には、死ぬがよく候。これは、コレ、災難をのがるる妙法にて候」という書状を知人にあてて書いています。

病気になった時には、そのまま病気を受けいれることです。そうしないと病気はいつまでたっても病気のままです。苦しいだけです。仏教の教えでは、人間は四百四病をかかえて生まれてくるそうです。まず人間は病気になるものだと悟ることが、多病息災にくらす第一歩です。

正岡子規は『病床六尺』のなかで、「余は、禅宗のいわゆる悟りということを誤解していた。悟りということは、いかなる場合にも平気で死ぬことだと思っていたが、これは間違いで、悟りということは、いかなる場合でも平気で生きていることだ」といいました。これは、子規が脊椎カリエスの激痛で苦しんでいた時に悟った心境です。病気でも年をとっても平気で生きていく、これがまさに多病息災にくらす悟りの境地です。

この本は、多病息災にくらすための知識や技術を開業医の立場から述べたものです。病気になっても、老いても、息災にくらしていくための二二の要点について述べています。

地域の開業医は、患者さんの悩みや生活を最も身近に感じています。そしてまた開業医は、患者さんから病気のことだけでなく、生き方や死に際など、いろいろなことを日々教わっています。この本のなかには、患者さんから教わったことも多数含まれています。

養生には、その人の人生観が最もよくあらわれます。病気になっても、老いても、人生をなげださず、一日一日を大切に生きていきたいものです。

# 多病息災にくらす 健康生活術 ― 目次

# 第1章　遺伝か、環境か

　地球が誕生して四六億年、生命が誕生してから四〇億年です。この間に、地球全体が凍りつくような全球凍結、スーパープルームと呼ばれている地下マグマの大爆発、巨大彗星の衝突などがあり、少なくとも生命は五回の大絶滅を経験しています。多いときには、全生命の九八％が絶滅したといわれています。

　しかし、わずかに生き残った生命が、現在の我々まで脈々とつながってきました。それを伝えたのが遺伝子です。遺伝子の突然変異により生命は多様化し、そして環境に適応したもののみが生き残ってきました。

　私たちの遺伝子のなかには、生命四〇億年の歴史が書きこまれています。私たちは、遠い過去から脈々と受け継がれてきた遺伝子によって、今を生かされています。今が私たちが生きている順番です。

生きるということは、すべて遺伝子の働きです。この遺伝子のなかには、進化に必要な遺伝子だけでなく、病気の遺伝子もあります。長寿の遺伝子もあります。では高血圧、糖尿病、がんなどの生活習慣病やアルツハイマー病では、遺伝の影響はどの程度あるのでしょうか？ 遺伝と環境のどちらの影響が大きいのでしょうか？

## 1）遺伝子とは

ヒトの細胞のなかには、赤血球を除いて、すべてに核があります。この核のなかに染色体とよばれている紐状の構造物があります。常染色体が二二対、性染色体が一対で、計二三対、四六本です。

この染色体は、らせん形に折りたたまれたＤＮＡ（デオキシリボ核酸）からなっています。このＤＮＡの働きには二つあります。一つは生命を子々孫々にまで伝える暗号です。もう一つは、個々の生命において蛋白質をつくるための情報です。

二〇〇三年四月、ヒト遺伝子のすべてを解読するヒトゲノム計画が終了しました。その結果、ヒトのＤＮＡを構成する文字（塩基といいます）の数は約三一億個で、そのうち遺伝子として、実際に働いているのは約五%でした。遺伝子の数としては三万二〇〇〇個でした。

遺伝子の数が意外と少ないのに驚かれたかもしれません。ヒトも遺伝子の数では、他の動物と大差ないのです。しかし、一個の遺伝子で複数の蛋白質をつくることができますので、蛋白質の種類は一〇万種類以上にもなります。

## 2）遺伝子診断の光と影

ヒトの遺伝子がすべて解明できれば、病気になりやすい人を前もって知ることができます。病気の予防や早期発見につながります。また、薬の効きやすい人と効きにくい人、あるいは、副作用のでやすい人とでにくい人などが区別でき、薬の種類や使い方がより適切におこなえます。さらに遺伝子そのものの異常まで修復できれば、がんを防ぎ、寿命をのばすことができるかもしれません。

しかし、遺伝子診断の使い方によっては難しい問題がおきます。

例えば、出生前診断で、お腹の赤ちゃんが血友病や筋ジストロフィーなどの遺伝病と診断されたら、どうですか?

またアメリカで実際にあった話ですが、遺伝子診断で、乳がんにかかる確率が八四%、卵巣がんにかかる確率が二七％と診断された女性が、前もって両方の乳房と卵巣を切除したという出来事もありました。

さらに、親子判定で、夫婦であっても、父親が本当の父親ではないという判定がでることがあります。日本では一％以下だそうですが、アメリカでは二〜六％といわれています。事実を知っているのは母親だけです。これを、父親に告げるべきかどうか難しい問題です。

遺伝子診断は、個人個人の幸不幸に直接かかわってきます。遺伝子診断を上手に使いこなす人類の知恵が必要とされています。

## 3）生活習慣病は遺伝するか

**高血圧**：両親が高血圧の場合、その子供が高血圧になる割合は六〇％、片親が高血圧の場合は三〇％といわれています。

高血圧に関与している遺伝子の数は、三五五種類もあります。例えば、アンギオテンシノーゲンという昇圧物質の遺伝子型には、ＴＴ型、ＴＭ型、ＭＭ型の三種類が知られています。このうち、ＴＴ型とＴＭ型は、塩分に反応して血圧があがるタイプです。しかし、ＭＭ型の人は塩分に反応しません。

ＴＴ型とＴＭ型の遺伝子型をもつ人が、塩分をとりすぎると高血圧になりますが、実は日本人の九八％はこのタイプなのです。つまり、大部分の方は、高血圧になりやすい体質をもっていることになります。

日本では、戦国時代までは、塩は貴重品でした。上杉謙信が、武田信玄に塩を贈ったという話は有名です。そういう時代にあっては、少しの塩でも、効率よく体内に蓄えることができた人の方が生き残りました。つまり、現在の日本人のほとんどは、その生き残った子孫です。

**糖尿病**：両親が糖尿病の場合、子供が糖尿病になる可能性は五〇％、片親が糖尿病の場合は一四％程度といわれています。

糖尿病に関与する遺伝子の数は三一〇種類あります。例えば、インスリン遺伝子の活動の低い型、脂肪細胞から分泌されるアディポネクチン遺伝子の多型、筋肉でグリコーゲンを合成する酵素の遺伝子の活動の低い型など、さまざまな遺伝子の活動の個人差が、少しずつ積み重なったところに、食べ過ぎ、運動不足などの環境要因が重なって、発病にいたります。

また、日本人の三人に一人は、エネルギー倹約遺伝子をもっています。つい最近まで、人間は飢餓状態と隣り合わせの生活をしていました。そういう時には、少しの食料でも脂肪をたくわえることのできる倹約遺伝子をもった人の方が、生き残りました。

しかし、現在の飽食の時代になると、倹約遺伝子をもっていることが、かえって肥満や糖尿病の発症につながってきました。

**がん**：明らかに遺伝するがんがありますが、ごく一部です。例えば、赤ちゃんの眼にできる網膜芽細胞腫、四〇歳ころより大腸がんとなる家族性大腸腺腫症、皮膚がんとなる色素性乾皮症などは、遺伝するがんです。

しかし、その他大部分のがんは遺伝しません。環境の影響の方が大きいのです。がん遺伝子の活動が活発になり、がん抑制遺伝子の働きが低下し、さらにDNAの傷を修復する酵素の遺伝子が変化するなど、多数の遺伝子の異常が少しずつ重なった時に、がんは発生します。

核DNAの傷害からがんが始まるという意味で、がんは遺伝子病ですが、その原因は、たばこ、発がん物質、放射線、活性酸素などの環境側の影響によります。

ただし、がんによっては多少の遺伝的要素があります。文部科学省がん特定領域大規模コホート研究によれば、両親のどちらかにがんがある場合、その子供ががんにかかるリスクは、二倍に上昇するといわれています。また両親のいずれかが胃がんの場合、子供が胃がんになるリスクは二・五倍に、大腸がんでは四倍になるといわれています。

これは、がんの発生には遺伝的要因だけでなく、親子で共有する環境的要因も関係しているためと考えられています。なお肺がんでは、親子の発がんリスクに相関は認められませんでした。肺がんでは、タバコの影響など、環境因子の方が圧倒的に大きいのです。

**アルツハイマー病**：家族性の若年型アルツハイマー病は遺伝する病気です。しかし、高齢者に発症するアルツハイマー病には、遺伝性はあまりないといわれています。最近、血液中で脂質を輸送しているアポリポ蛋白Eの遺伝子で、E4という遺伝子型をもっている人がアルツハイマー病になりやすいということがわかってきました。E4／E4という型をもつ人は、七五歳までに八〇％が発病します。E4を一つもつ人は五〇％、全くもたない人は二〇％の発症率です。

こういった遺伝因子に加えて、加齢、不活発な生活、生活環境の変化（定年、引っ越し、配偶者の死など）、頭部外傷、アルミニウムの摂取などが重なって、アルツハイマー病が発症します。

日本人の調査で、知能衰退は、八〇歳で一九％、九〇歳で四〇％、一〇〇歳では九一％にみられたという報告があります。あのアインシュタインでさえ、晩年には自分の家がわからず、大学のなかで人に尋ねていたそうです。長生きすればするほど、みんなアルツハイマー病になっても不思議ではありません。

## 4）遺伝子のねがい

　こうしてみると、高血圧や糖尿病では、遺伝の影響はかなり大きいといわねばなりません。進化という面からみると、今の人間と一万年前の人間とは、遺伝子的には全く同一です。昔は食べるものがなかったのです。飢餓や塩分不足にも耐える遺伝子をもった人が生き残って、現在の私たちができあがりました。

　しかし、現在は環境の方が大きく変わりました。食料があふれる時代になりました。その結果、人間の遺伝子が現実に合わなくなったのです。これが生活習慣病の原因です。多数の遺伝子異常の積み重ねに、塩分のとりすぎ、食べすぎ、運動不足、肥満、ストレスなどの悪い生活習慣が積み重なって、生活習慣病は発症します。とくに、メタボリック・シンドロームで指摘されている内臓脂肪の蓄積が、その始まりとなります。

　また、がんやアルツハイマー病は、高齢化社会特有の病気です。遺伝よりも環境や加齢の影響の方が大きいのです。

　高血圧や糖尿病の遺伝子をもち、さらに人生八〇年時代をむかえた私たちは、今の環境では、病気になるようにできています。まず、これをしっかりと認識しておく必要があります。生老病死は、「思うがままにならない」ことです。病気にならないようにすることは不可能です。

しかし、病気になるのをできるだけ遅らせることはできます。また、病気になった時には、その進行を緩くすることもできます。そのために「医療」があり「養生」があります。それが、多病息災の生き方です。

私たちは、遺伝子を変えることはできません。しかし、環境を変えることはできます。遺伝子に合った生活をすること、これが遺伝子のねがいです。

## 5）伊勢神宮は遺伝子と同じ

人間は、昔から自分の存在を未来永劫に残したいという願いがありました。エジプトでは、紀元前二七〇〇年から石でピラミッドをつくりました。イギリスには、紀元前二五〇〇年頃にストーン・ヘンジがつくられました。しかし、たとえ頑丈な石で作ったとしても、やがては風化してしまうことは、歴史が証明しています。

しかし、日本の伊勢神宮は、二〇年毎に、正殿とともに御装束（正殿の内外を奉飾する御料、計一〇八五点）や神宝（調度品、計四九一点）を、古いものと全く同じに新しく作りかえています。これを、神宮式年遷宮といい、もう一三〇〇年間も途絶えることなく続いています。だから、伊勢神宮は、弥生時代の高床式穀倉の形式を今に伝えることができ、また、いつも若々しいのです。この方法だと、古代日本人のおおいなる知恵や伝統工芸の技術が、確実に次の世代へと伝わっていきます。

この伊勢神宮の式年遷宮は、まさに親から子へ、子から孫へと伝わる遺伝子の仕組みと同じだと思いませんか？　個人個人には「生老病死」がありますが、遺伝子のみは、まさに「不老不死」です。伊勢神宮もまた「不老不死」です。古代日本人の生命観は、個人の寿命を延ばすことではなく、時代の遺伝子を次世代へ伝えようとしたのだと思います。

# がんと生活習慣

がんの原因は、食事三五%、たばこ三〇%、ウイルス一〇%といわれています。統計的には、男の三分の一、女の五分の一は、八四歳までに何らかのがんにかかっています。日本人に多いがんの促進因子をあげてみました。

胃がん：高塩食品、熱い食物、燻製、干し物
大腸がん：高脂肪・低繊維食
食道がん：アルコール、熱い飲み物、たばこ
乳がん：高脂肪・高カロリー食
肺がん：たばこ、大気汚染、粉塵
肝がん：B型・C型肝炎ウイルス、アルコール
子宮がん：ヒトパピローマウイルス
白血病：放射線、電磁波、EBウイルス、ATLウイルス

皮膚がん：紫外線、外傷

がんは、悪い生活習慣が何年も積み重なることによって発生します。発がん刺激は、積み木のように積み重なっていきます。水のように流れ去ってしまうことはないのです。

また、がんの原因は、発生する部位によってさまざまです。がんは、いつ、どこにできるかわかりません。ですから、がんの予防には、これらの促進因子のすべてを、できるだけ身体に取り込まないことです。

現在ふえているがんは、肺がん、大腸がん、乳がんなどですが、これらは欧米型の生活習慣になってきたためです。食習慣の改善、禁煙、感染症にかからないことなどが、がんの予防につながります。

また二〇〇七年十一月、世界がん研究基金（本部、ロンドン）は、七〇〇〇件に及ぶがんと生活習慣に関する研究をまとめた結果を発表しました。驚くことに、野菜の効果は「限定的」と評価が下がった一方で、「肥満」がリスクを確実にあげると判定されました。「肥満」でふえるがんは、食道、膵臓、大腸、乳房（閉経後）、子宮体部、腎臓です。

あらためて、生活習慣の大切さが示された結果でした。

# 第2章　食生活のポイント

生活習慣のなかで食習慣が最大の環境因子です。アンケートでは、自分の摂っている食事は悪くないと思っている人が大部分だそうですが、実際にはかなり偏っていたり、問題があったりです。もう一度、自分の食事を見直して下さい。

日本人の食生活の特徴は、（一）生食　と　（二）内臓食・血食の欠落の二点です。三世紀後半の中国の『魏志倭人伝』には、「倭地温暖冬夏食生菜」という記載があります。日本人は、昔から何でも生で食べる習慣がありました。馬刺や生卵などは外国人には気持ち悪いそうですが、生食は各種栄養素をそのまま摂り入れるのに有効でした。

しかし、内臓や血を摂らないのは、世界的にみたら少数派です。ドイツには「血のソーセージ」というのがあって、豚の心臓と腎臓に血を加えたものです。また、アフリカのマサイ族は、常用する牛乳（ヨーグルト）に時々牛の血をまぜてのんでいます。内臓や血は蛋白やミネラルの宝庫ですが、日本では、これらを摂らないために、ビタミンAとカルシウムが不足してくるのです。

食生活は養生で最も大切なポイントです。忙しいからといって、インスタント食品やファーストフードですませるのは、いのちを粗末にするのと同じです。

## 1）おいしくものを食べる

おいしいものを食べることよりも、おいしくものを食べることのほうが大切です。私は患者さんを診察するときに、「食事はおいしく食べられていますか？」と質問することにしています。身体全体の調子がいい時には、おいしくものが食べられます。身体のどこかに異常があると、食欲がおちてきます。おいしいということは、身体の調子がいいという証拠です。

たとえ、ごちそうでなくても、おいしく食べることは可能です。音楽をかけたり、花をいけたり、おしゃべりしたりなど、おいしく食べられるよう工夫して下さい。

## 2）よく噛む

現代人の噛む回数が減っています。どうやって調べたかわかりませんが、一食あたりの噛む回数は、卑弥呼三九〇〇回、徳川家康一四六五回、現代人六二〇回だそうです。

縄文人は、上下の前歯が先端で合っていましたが、現代人は下の前歯は、上の前歯の後ろにあたります。また、親知らず（第三大臼歯）が生える人は、一〇〇人中三六人しかいないそうです。これは、噛まなくなったために下顎が退化したためです。

よく噛むと、脳への刺激も増え、唾液の分泌も増えます。老化予防のためにも、一口に三〇回噛むようすすめられています。

## 3）一日三食は、主食・主菜・副菜のそろった食事を

主食：ごはん、パン、うどん
主菜：肉、魚、卵
副菜：野菜、海草、きのこ

プラスゆとり：味噌汁、漬物、果物、飲み物

主食とは穀物を主材料とする料理で、食事の中心的位置を占めるものです。主たるエネルギー源となります。主菜とは蛋白質や脂質の主な供給源です。副菜とはビタミン、ミネラル、食物繊維などを供給する料理です。食事の多様性をつくりだす役割もあります。プラスゆとりとは個人の心身のゆとりとなるものです。

ＮＨＫの調査では、高齢者の六〇％は、主食・主菜・副菜のそろった食事は、一日一食以下です。しかも同じ材料をくりかえし食べています。これは低栄養の原因となります。逆に主菜が二品以上になると、栄養過剰となる危険性があります。

一日三〇品目以上を使って、主食・主菜・副菜のそろったバランスのよい食事をとりましょう。

また米国癌研究財団は、がん予防のための食品ピラミッドを発表しています（一九九七年）。それによると、にんにく、キャベツ、大豆、しょうが、人参、セロリなどが、がんを防ぐ食品として上位にランクされています。

## 4）食欲がない時には、おかずを先に食べ、ごはんを残す

患者さんの言葉：「年をとってくると、いろんな欲がひとつずつなくなって、最後に残ったのは食欲でした。」

フランクル（ナチの強制収容所より生還）の言葉：「明日処刑されるかもしれないのに、みんな〝水のようなスープだけでなく、その中にジャガイモが浮かんでいたらなあ〟とか〝おいしいパンを食べ、本物のコーヒーを飲みたいなあ〟などと一日中考えている。」

食欲は、生きていくための基本中の基本です。いずれでてきますが、食欲のない時には、おかずを先に食べ、ごはんを残すと、栄養の偏りが防げます。

## 5）少食が長生きの秘訣―「一口残す」

中高年の方の適正カロリーは、一六〇〇～一八〇〇キロカロリー／日　が一般的ですが、いちいちカロリー計算はできませんので、腹六～八分目が適当と思います。

人間は昔から不老長寿の薬を求めてきましたが、現在わかっている老化を防ぎ、寿命をのば

す唯一の方法は「少食」です。動物実験で、カロリーを抑えた食事では、四〇〜六〇％寿命が延びたというデータがあります。ただしカロリーは減らしても、身体に必要な栄養は十分に摂る必要があります。

金沢の兼六公園の茶室に「一口残す」という掛け軸があるそうです。これは江戸時代に金沢の殿様が、長生きの秘訣を一〇〇歳をこえた僧に尋ねた時、その僧がさっと書いたものだそうです。食事の乏しかった江戸時代に、「一口残す」ことは大変なことだったと思います。

また一〇七歳まで長生きしたきんさんの食事は、いつもごはん七分目でしたが、必ず最後に一口残したそうです。

食べ過ぎると、食物の消化、吸収、代謝に多量のエネルギーが必要となりますが、その時に多量の活性酸素が発生します。活性酸素は、発がん、動脈硬化、老化を促進しますので、直接寿命にかかわってきます。

「一口残す」ことを心がけて下さい。

ついでながら、中国で食事をご馳走になった時には、「一口残す」ことはエチケットです。これは、〝十分もてなしていただいて満足です〟という意味です。全部食べてしまうと、まだ足りないのかと思われてしまいますので、ご注意を。

## 6）良質の蛋白質をとる

身体の蛋白質のもととなるアミノ酸には二四種類ありますが、このうち八種類は人間は合成できません。これらは必須アミノ酸とよばれ、食事から摂りいれる必要があります。この必須アミノ酸をいかにバランスよく含むかによって、蛋白質の良し悪しがきまります。プロテインスコアが高いほど、良質の蛋白です。

一般的には魚介類や肉が高スコアですが、いろいろな野菜、穀物、豆を組み合わせると動物性に近い蛋白となります。

プロテインスコア

卵（一〇〇）、しじみ（一〇〇）、さんま（九六）、いわし（九一）、豚肉（九〇）、鶏肉（八七）、そば（八五）、牛肉（八〇）、牛乳（七四）、米（七三）、うどん（五六）、大豆（五六）、食パン（四四）、しいたけ（一八）

## 7）良質の脂肪をとる

脂肪の摂取量は総カロリーの二〇〜二五％が適正です。

身体に良い脂肪は、植物油の一部（オレイン酸系、アルファリノレン酸系）と魚油（ＥＰＡ、ＤＨＡ）です。動物油と植物油の一部（リノール酸系）は、できるだけ控えて下さい。

ただし、魚油としそ油、あまに油などの植物油は熱に弱く酸化されやすいため、できるだけ酸素に触れないように保存し、早めに使い切ることが必要です。酸化された脂肪（過酸化脂質）は、活性酸素とならんで有害です。

加熱調理には、比較的熱に強いオリーブ油やなたね油が向いています。リノール酸系の油は、長期に摂ると炎症反応をひきおこし、動脈硬化の促進、血圧上昇、コレステロール上昇、アレルギー亢進などの害があります。

また、マーガリンは植物油に水素添加して半固形にしたものです。天然には存在しない「トランス型脂肪酸」を多く含み、心臓病の危険因子です。市販のスナック菓子やパンにもこの硬化油が使われています。日本では表示義務がないため規制されておらず、要注意です。

調理方法

①オリーブ油（オレイン酸系）↓いため物に

②なたね油（オレイン酸系）↓揚げ物に

③しそ油、あまに油（アルファリノレン酸系）↓ドレッシングに

④べにばな油、コーン油、ひまわり油（リノール酸系）↓できるだけ控える

## 8）活性酸素を消去する食物をとる

鉄がさびたり、切ったリンゴが黄色くなったりするのは、酸素の働きによるものですが、その酸化力のはるかにつよいのが活性酸素です。

最近、この活性酸素が、発がん（DNA遺伝子の損傷）、動脈硬化（悪玉コレステロールの酸化）、老化（ミトコンドリアの障害）、糖尿病、アトピー性皮膚炎、白内障、シミ、ソバカスなどの原因として注目されてきました。

活性酸素は（一）細胞呼吸　（二）たばこ、排気ガス　（三）食品添加物　（四）放射線、紫外線、電磁波　（五）ストレス　（六）過激な運動　などにより増加します。できるだけこれらを避けることが必要ですが、どうしても避けられないものもあります。とくに四〇歳を過

ぎると、身体の抗酸化力が低下してきますので、中年以降は積極的に活性酸素を消去する物質（抗酸化物質）を摂りいれる必要があります。

抗酸化物質には、SOD（スーパーオキサイドジスムターゼ）、グルタチオンペルオキシダーゼ、カタラーゼなどの身体が合成する抗酸化酵素とビタミンC、ビタミンE、ベータカロチン、ポリフェノール、カロチノイド、イオウ化合物など食品から摂り入れるものまで多種あります。抗酸化酵素の合成には良質の蛋白質とセレニウム、亜鉛、マンガン、鉄などのミネラルが必要です。

植物は一日中つよい日光にさらされるため、多量の抗酸化物質を蓄えています。とくに、色の濃い食品や苦い食品に抗酸化物質は多く含まれています。

抗酸化物質を多く含む食品

①色の濃い野菜、果物
　赤、緑、黄：ブロッコリー、ニンジン、ホウレンソウ、トマト、レモン、イチゴ等
　黒：黒ゴマ、大豆等
②赤い魚介類：エビ、カニ、サケ、スジコ等
③苦味のある食品：緑茶、赤ワイン、ウコン、ニンニク、タマネギ、ショウガ、ワサビ等

## 9）悪い食事の例

悪い食事をまとめてみました。日本人四一歳寿命説というのがあります。今の若い人の食事では、子供の頃から成人病となります。将来の日本が心配です。

悪い食事

①高カロリー、高脂肪、低繊維食↓ファーストフードは要注意です

②加工食品↓食品添加物が多い、ナトリウムがふえる（例えば、食品一〇〇グラム中のナトリウム含有量は、小麦二ミリグラム、食パン五二〇ミリグラム、スナックめん三〇〇〇ミリグラム）

③ポテトチップス、インスタントラーメン↓過酸化脂質、塩分が多い

④天ぷら、フライ↓カロリーが二倍以上に増える（食べる時は、ころもをはずして食べる）

⑤マーガリン↓コレステロールをあげる、善玉コレステロールをさげる

⑥肉・魚の燻製、干物↓過酸化脂質がふえる（肉のこげ、煙には発がん物質も含まれています）

⑦砂糖↓インスリンの過分泌、血小板凝固能の亢進、白血球機能の低下をきたす

## 10）食は、人の天なり

「食は、人の天なり。よく味はひを調へ知れる人、大きなる徳とすべし」

これは、『徒然草』第百二十二段にある言葉です。兼好法師も、食を重視していました。「食は、人にとって、天の如く大切なものだ」という意味です。単においしいというだけでなく、食が命のもとであると言っているのです。

川島隆太さん（脳科学者）は、料理をつくるということは、段取りを考え、調理し、盛り合わせるなど、さまざまな動作を必要とし、これが脳への良い刺激となって、認知症の予防や治療に役立つと指摘しています。

これからは、男でも女でも料理の腕をもつことが、健康長寿につながります。

# 第3章　水は命のみなもと

真っ暗な宇宙にうかぶ青い惑星。そう、地球は宇宙で唯一の水の惑星です。地球に水が存在したことと、四〇億年前に太古の海の中に生命が誕生したこととは、宇宙のなかでも二大奇跡といわれています。人間の胎児は、お母さんのお腹のなかで羊水にうかんで成育します。この羊水は、太古の海の成分とよく似ているそうです。

水は摂りすぎても不足してもいけません。毎日適量がいいのです。

## 1）一日に必要な水分量＝一五〇〇ミリリットル

人間の体重の六〇%は水分です。そのうち三分の二は細胞内に、三分の一は細胞外に存在しています。血液は体重の五％程度です。

小児は七〇％が水分で、細胞外液が多いため、嘔吐・下痢で容易に脱水となります。

また、高齢者や女性では、水分量は五五％です。とくに高齢者では細胞内水分が少なくなります。


一日の水分排泄量＝尿一五〇〇ミリリットル＋汗七〇〇ミリリットル＋呼吸三〇〇ミリリットル＋便一〇〇ミリリットル＝二六〇〇ミリリットル

一日に平均二六〇〇ミリリットルの水分が体外へ排泄されるため、それ相応の水分を補給する必要があります。食物中に含まれる水分（八〇〇ミリリットル）と、食物が代謝される時に生じる代謝水（三〇〇ミリリットル）をひいた一五〇〇ミリリットルが、一日に必要な水分量となります。

もちろん、多量の汗（一〇リットル／日にもなります）をかいた時や嘔吐・下痢の時には、相応の追加摂取が必要です。

## 2）脱水のサイン

以前、八五歳の女性で、日中、縁側で日向ぼっこをしているうちに寝てしまい、目がさめたら脳梗塞をおこしていた方がおられました。また、発熱と下痢が続いた患者さんが脳梗塞をおこしたこともありました。

脳梗塞は、夜寝ているうちに発症し、朝、目がさめたら半身麻痺になっていたということがよくあります。寝ている間は、発汗や排尿のため水分がでていく一方ですが、水分をとっていません。水分をとらないでいると、血液の粘度は二時間で一〇％も上昇するという報告があります。血液が粘くなると、血栓ができやすくなります。とくに高血圧、糖尿病、高脂血症の方や高齢者では、動脈硬化のため血管内腔が狭くなっており、血栓のできやすい状態です。脱水にならないよう注意が必要です。

口渇の自覚症状は、かなり脱水がすすまないとでない症状です。とくに高齢者では、症状がでにくいといわれています。

わかりやすい脱水のサインは、口腔粘膜や舌が乾いている、腋の下を触ると乾いている、目が落ち込む、手の甲をつまむとテント状にもちあがるなどです。

のどが渇かなくても、ちょこちょことこまめに水分をとるのがよいといわれています。また、ビールを多量にのむと、水分負荷とともに、アルコールの利尿作用のため多量の尿がでます。のんだビールの一・五倍の尿がでるといわれており、そのままでは脱水となります。日本酒でもワインでもアルコールなら何をのんでも利尿作用があります。相応の水分補給が必要です。

## 3）食事と水—食事中はお茶、食間は水をのむ

昔、ドイツで大学の化学の教授が、自分の奥さんを殺害しようと計画し、ジメチルニトロソアミンという物質を食事のなかに混入しました。これは強力な発がん物質で、無色、無臭、無味です。やがて奥さんは胃がんになり亡くなりました。一見、完全犯罪にみえた事件でした。

実はこのジメチルニトロソアミンは、食事の食べ合わせによっては、容易に胃のなかで生じます。ハム、ソーセージ、ベーコンなどの発色剤や保存剤として使われている亜硝酸ナトリウム、有機野菜とくに葉野菜に多い硝酸窒素（これは口腔内雑菌により亜硝酸ナトリウムにかわります）と、魚肉やタラコ・スジコなどに多い二級アミンが反応すると、胃のなかで発がん物質のジメチルニトロソアミンが生じます。これが胃がんや大腸がんの大きな原因といわれてい

ますが、一般にはあまり知られていません。

最近、有機栽培が人気ですが、野菜に含まれる硝酸窒素を減らすために、窒素肥料を与えすぎない、生育温度を下げる、広い間隔で植えつけるなどの対策がすすめられています。

さいわい、この発がん物質ができる反応は、ビタミンCやカテキンがあると容易に阻止できます。したがって、食事中には緑茶とくにビタミンCの多い新茶をのむのがよいと思います。ただし空腹時にお茶をのむと、タンニン酸により萎縮性胃炎をおこすといわれており、食間には水をのむのがよいと思います。

## 4）冷たい水はのまない

冷蔵庫からだしたばかりの水（四℃）は、冷たすぎて身体を冷やし、胃をわるくします。慢性胃炎のある方には、ぬるま湯（体温程度）が無難です。

いろいろな実験で、最もおいしい水の温度は、体温±二五℃で、冷水は一二℃前後、温水は六二℃前後です。胃が正常の方なら、一二℃の水は大丈夫です。

ちなみに、おいしい水とは「温度」以外に、「味」＝（水に溶けたミネラル、酸素、二酸化炭素）と「香り」＝（水の鮮度）によってもきまります。

## 5）水道水に注意—塩素の害

水道水には、消毒のため塩素が含まれています。水源が汚染されてくると、塩素は有機物と反応して、発がん物質のトリハロメタンにかわることがあります。湯ざましにすると、これらの物質はとんでしまいますが、早くのまないと今度は雑菌が繁殖してきます。塩素やトリハロメタンを除くためには、浄水器が必要な時代ですが、フィルターをこまめに取り替えないと、かえって高濃度の有害物質がでてきますので注意が必要です。

また、塩素添加により水が酸性となり、アルミニウムが溶けやすい状態となります。アルミニウムは痴呆症（アルミニウム中毒性痴呆症）の原因のひとつです。

## 6）ミネラルウォーターの利用—硬水は血管を軟らかくする

水道水がどうしても気になる方は、ミネラルウォーターを利用して下さい。

日本のミネラルウォーターは、降った雨がすぐに川や地下水にでてくるため軟水です。ヨーロッパのミネラルウォーターは、大陸の山を何年もかけてでてくるため、その間にカルシウムやマグネシウムが溶け込み、硬水となります。

昭和三三年、水の博士といわれた岡山大学農学部の小林純教授（私の小学校時代の友人の父上で、何度もお家へ遊びに行った思い出があります）は、水の硬度が高い地域では脳卒中の死亡率が少ないと世界で初めて報告しました。その後世界中で研究され、脳卒中だけでなく、心筋梗塞による死亡率も低いことが判明しました。

硬水には少し苦味がありますが、水に溶けたミネラルは吸収がよいため、ミネラルの補給には硬水が適しています。

カルシウムとマグネシウムのバランスがよく、しかもナトリウムの少ないのは、「エビアン」、「ヴィッテル」のような中硬水です。便秘の方には、超硬水の「コントレックス」などがあります。

日本の名水はほとんどが軟水です。味は確かにおいしいため、和食の料理には適していますが、ミネラルの補給には不十分です。「ボルビック」、「クリスタルガイザー」は、軟水です。

## 7）きんさんの三種の神器―ヤクルト、栄養ドリンク、急須一杯の水

一〇七歳まで長生きしたきんさんは、夜寝る前に、枕元にヤクルト一本、栄養ドリンク一本、

急須一杯の水を用意していました。これを明け方までにのんでしまうのです。

夜寝る前に水をのむと、トイレがふえて嫌だという方がいますが、脳梗塞で寝たきりになるよりはましと思うべきです。

朝起床時、入浴前後、夜寝る前、夜トイレにおきた時には、必ずコップ一杯程度の水をのみましょう。

ただし、多病―とくに心不全や腎不全のある方は水分制限が必要です。注意して下さい。

## 8) 老子の言葉―水のように

老子の言葉は、二五〇〇年経った現代でも生きています。老子は道《タオ》を説くのに、しばしば水を比喩として用いました。どんな状況でも、水のような柔らかな心で生きていくよう説いています。その一部を紹介します。

水のように（加島祥造、現代語訳）

「何よりもすすめたいのは、

「水のようであれ」ということだ。
水は、あらゆるものに命を与える。
養って暮れる。
大変な力をもっているのに、争わないのだ。
人のいやがる低いところにも、流れこんでいく。
「タオ」につながる人もまた、水に似て、低いところを好む。
心を求めるときには、いちばん深いところを喜ぶ。
他人と接するときは、軟らかく受けいれる。
何か言う時には、できるだけ正直な心で言う。
静かさをたのしむのは、もちろんのことだが、
動くとなれば、
スムーズに、どんな変化にも応じるんだ。」
以下、略。

# 第4章　腸の健康—便秘対策

昔から「快便」、「快食」、「快眠」は健康の証といわれてきました。体質がいいことの証拠です。しかし、便秘は、お腹が不快なだけでなく、頭痛、肩こり、腰痛、不眠、嘔気、食欲低下、痔、肌荒れ、にきびなどの原因にもなります。お年寄りで、元気がないあるいは機嫌がわるいのが、便秘が原因だったこともありました。さらに肝硬変の人では、便秘すると昏睡に陥る危険があります。

また便秘は、大腸憩室、大腸ポリープ、大腸がんの原因となります。女性では、乳がんも増えるといわれています。

私たちの生命は、みんな一個の受精卵の細胞分裂から始まります。そのなかで最も早くつくられる内臓は腸です。受精後第三週にはもう原腸の形成が始まります。この原腸の一部の細胞が塊となって、肝臓、膵臓、肺、甲状腺などがつくられてゆきます。ですから、腸の異常は全身の諸臓器に影響するはずです。

### 1）便秘とは―「排便が順調におこなわれない状態」

食べ物は、大体一日で消化・吸収されて便になりますが、食べ物の内容や健康状態によっては三日ほどかかることもあります。

「三～五日以上排便がなく、不快な症状が出現したもの」が便秘です。また「便の水分が七〇%以下となり、便が硬くなった状態」も便秘です。

### 2）良い便と悪い便―毎日、自分の便を観察する（これを観便といいます）

①良い便：黄褐色、軟らかい、量が多い、臭わない
　毎日「バナナ二～三本」これが理想形です
②悪い便：黒褐色、硬い、量が少ない、臭う

便の色は胆汁の色です。従って、胆管結石や胆道がんなどで胆汁がでなくなると、白い便となります。真っ赤な血便はほとんど大腸からの出血です。痔のこともありますが、大腸がんや潰瘍がみつかることもあります。また黒い便（タール便といいます）は、食道や胃からの出血です。こういう時には、直ちに病院を受診して下さい。

またのんでいる薬によっても影響を受けます。貧血の人がのんでいる造血剤（鉄剤）では、便は黒っぽくなります。メサフィリンのような葉緑素を含んだ胃薬では緑色調となります。

## 3）トイレはがまんしない、長居しない

朝、朝食を食べると、胃の中にはいった食物の刺激で腸が反射的に動きだします。腸の内容物が直腸に達すると排便反射がおこります。この時にトイレにいけば、スムーズに便がでます。時間が無いなどと言って、排便反射を意識的に抑えてしまうと、便秘の原因となります。

美人は便秘になりやすいといわれます。美人ほど気楽にトイレへいけないのでしょうかね。

なお、トイレにはいって最初の三分間で、その日でる便の七〇％はでてしまうといわれています。残りをだそうとがんばると、痔をわるくします。残りは、でたくなった時にだせばよいのです。

トイレはがまんしないことと、長居しないことです。

## 4）ライオンも徐福も食物繊維

第二次世界大戦中にアフリカへ進駐したイギリス軍は、現地人が多量の便をするのを見て驚いたそうです。イギリス人は肉食が主体ですから、黒っぽい便が少量しかでません。アフリカ人には大腸がんが極端に少ない事実がわかり、食物繊維の大切さが指摘されるようになりました。

またライオンがシマウマを食べる時には、一番にお腹にかぶりついて腸を食べるそうです。腸の中の黄色になった部分はすてて、まだ緑っぽい部分を食べます。肉食といえども、食物繊維を自然に摂りいれているのです。

食物繊維を最も多く含む食品は海藻類です。その次に、きのこ類、まめ類、野菜と続きます。

紀元前、秦の始皇帝は不老長寿の妙薬「神仙菜」をもとめて、日本へ使者として徐福を派遣しました。神仙とは不老長寿の仙人のことです。これが徐福伝説で、佐賀県をはじめ全国に徐福神社があります。結局、徐福は日本にたどりつき、「神仙菜」をみつけて、自分は仙人になったと言い伝えられています。この「神仙菜」とは、ワカメのような海藻類だったといわれています。

食物繊維には、便秘解消だけでなく、大腸がんの予防、コレステロールの吸着、糖の吸収抑制、肥満防止などの効果もあります。

①セルロース→水を吸収し、排便を促す→大腸がんの予防

②ペクチン（オート、リンゴ、バナナ）、食物ガム（コンニャク、やまいも）→コレステロールを下げる、糖の吸収を遅らせる

## 5）善玉菌をふやす、悪玉菌をへらす

腸のなかには、五〇〇種類、一〇〇兆個の細菌が棲みついています。便の三分の一は食物の消化カス、三分の一は胃腸の古くなった粘膜細胞で、残りの三分の一が腸内細菌です。

乳酸菌、ビフィズス菌などは善玉菌と呼ばれ、大腸菌、ウエルシュ菌、ブドウ球菌、連鎖球菌などは悪玉菌といわれています。少数のクレブシエラ、クロストリヂウムなどの病原菌も棲みついていますが、腸内細菌叢が保たれているかぎりは病気にはなりません。

また、赤ちゃんの腸内細菌は、ほとんどが母親に由来します。母親が便秘で悪玉菌が多いと、

赤ちゃんは悪い腸内細菌をうけつぐことになります。悪玉菌のなかには、ニトロソ化合物などの発がん物質や発がん促進物質である二次胆汁酸をつくるものがあります。

家森幸男さん（冒険病理学者）が日本へ紹介したカスピ海ヨーグルトが、現在ブームとなっていますが、これはクレモリス菌という乳酸菌が主役です。この菌は、ねっとりした粘液多糖体も合成し、これは食物繊維としても働いています。

最近になり、乳酸菌のなかに、がんリスク低減、アレルギー低減、コレステロール低下などの作用があることがわかってきました。これらは機能性乳酸菌と呼ばれており、現在、各種のものが市販されています。

また、オリゴ糖は人間には吸収されない糖ですが、善玉菌のエサとなります。オリゴ糖を多く含む食品には、タマネギ、大豆、バナナ、ゴボウ、ネギ、ニンニクなどがあります。逆に、肉や脂物は悪玉菌のエサとなりますので控えめに。

## 6）ストレスは便秘を悪化させる

腸は自律神経の影響を受けやすい臓器です。旅行中や試験などで緊張状態が続くと便秘になります。こういう時にはウサギの糞のようなコロコロ便となります。腸が過緊張で、けいれんしているためです。またストレスで悪玉菌が増えるという報告もあります。

寝たきりの人は、たいていお腹がはっていて便秘です。ストレス解消のためにも、運動すると、腸の動きがよくなって便秘も解消します。患者さんのなかには、ウォーキングを始めて、通じがよくなったといわれる方が大勢おられます。また腹筋を鍛えると便を押し出す力がつよくなり有効です。私の娘も、ビリーズブートキャンプ（軍隊風エクササイズ）を始めてから、便秘が解消しました。

また、腹部のマッサージ（「の」の字を書くように、右回りにマッサージする）や腹部を温める（入浴）のも腸の動きをよくします。

## 7）便秘と日本人

現在、日本女性の半数は便秘といわれています。小学生にも、便秘がふえています。いつから、日本人は、便秘民族となったのでしょうか？

一九九二年、奈良県橿原市で日本最古といわれている藤原京のトイレが発見されました。そのなかに残っていた黒色土を分析すると、消化されなかった種や実とともに、多数の寄生虫の卵の化石がでてきました。卵は、回虫、鞭虫、肝吸虫、横川吸虫の四種類でした。いずれも、腹痛、下痢、貧血などの症状をひきおこします。日本人の寄生虫感染率は、第二次世界大戦後一〇年くらいまでは、少なくとも六〇%をこえていたと推測されています。

ということは、消化の悪いものを食べ、肉食をせず、よく歩き、お腹に寄生虫をかかえていた昔の日本人が便秘であったとは考えにくいのです。つまり便秘は、現在の西欧風の食事、ストレス、運動不足、清潔志向などが生み出した現代病なのです。文明の進歩とは、必ず何らかの代償を支払っています。

# 第5章　腸の健康─おなら対策

おならの語源は「鳴る」からきています。「鳴る」に接頭語「オ」をつけて、「オナル」→「オナラ」となりました。英語ではbreaking windといい、同じような発想です。

外来にこられる患者さんのなかで意外に多いのが、男性ではガスが多くて困る（どこででてて困る、女房に嫌われる）、女性ではお腹がはって困るというものです。ガスがでて、みんなに喜んでもらえるのは、唯一お腹の手術後だけのようです。

## 1）おならの成分は

二五～三五歳の正常人八人で調べた結果、おならの平均回数は、一日に一三±四回と報告されています。日本人のおならの量は、一日に四〇〇〜二〇〇〇ミリリットルといわれており、かなり個人差があります。

おならの成分で最も多いのが、窒素で六〇〜七〇%を占めます。その他、水素、酸素、二酸化炭素で、これが四大成分です。その他、メタンガス、アンモニア、硫化水素、インドール、スカトールなど四〇〇種類以上あります。

水素やメタンガスのような可燃性成分が多いと、手術中に引火の危険性があります。電気メスが大腸に触れたとたん、大音響とともに腸管破裂をおこしたという報告があります。

またメタンガスの温室効果は、二酸化炭素の二〇倍といわれており、地球温暖化に対する影響も懸念されています。とくに牛は、胃のなかで草を発酵させるため、多量のげっぷとおならをだします。畜産王国ニュージーランドでは、約五〇〇〇万頭の牛・羊を飼っており、メタンガス産生の少ない飼料を開発中だそうです。

また、六五〇〇万年前の恐竜の絶滅に関する本を読んでいましたら、恐竜のだした多量のおならが絶滅の原因だったという説がありました。

## 2）おならの起源—のみこんだ空気と腸内で産生されたガス

①のみこんだ空気：昔、青山二郎（大正～昭和の著名な骨董収集家）は、空気を胃のなかにいっぱいのみこんで、いつまでも海の上に浮いていたというエピソードを残しています。

私たちは、食べ物をのみこむときに、いっしょに空気ものみこんでいます。これが胃から腸へいくと、おならとなります。「早食い、大口で食べる、話をしながら食べる、お茶づけやそばなど、すすりこみながら食べる、上を向いてのみこむ」等の時に空気の嚥下が増えます。また、チューインガムをかむ習慣のある方は、しょっちゅう唾液をのみこんでおり、その都度空気もはいります。

さらに空気を含んだ食べ物（パン、ソフトクリーム、ラムネ、サイダー、ビールなど）も関係します。

空気をのまないように食べ方の注意が必要です。また、のみこんだ空気は早目にげっぷでだしてしまうことです。

②腸内で産生されたガス：食べ物のカスが腐敗または発酵して産生されます。これは、悪玉

菌＝ガス産生菌の働きで、臭いガスとなります。とくに、インドールやスカトールといった成分には強烈な臭いがあります。おならの臭いは便の臭いと同じです。腸内細菌叢のバランスにより個人個人きまっており、他人の臭いとは異なります。

一般に、年齢とともに善玉菌が減り悪玉菌がふえますので、お年寄りでは、おならの臭いはきつくなります。また若い人でも肉食が主体で便秘していると、臭いおならとなります。

悪玉菌を減らすには、肉・脂肪を控え、食物繊維をとり、善玉菌を増やすといった便秘の時と同じ対策が必要です。

## 3）おならをがまんすると

ガスの成分は、腸の血管から吸収されて、全身にまわります。そして肝や腎で代謝されたり、肺から呼気とともに排出されます。そのため成分によっては口臭の原因となります。

ガスの多い人は、自家製のガスタンクをお腹のなかにもっているようなものです。仮にこれらのガスを吸入した場合、メタンガスでは酸素欠乏の症状がでます。アンモニアガスは、刺激臭があり、気道の粘膜を障害し、呼吸抑制作用を示します。また硫化水素は、腐敗臭があり、臭覚疲労や呼吸困難をひきおこします。

腸管ガスの人体への影響は、未だ明らかではありませんが、おならはがまんしないで早く体からだした方がよさそうです。

## 4）おならうた

原因がわかれば対策は簡単です。空気をのみこまないことと、腸内のガス産生を減らすことです。また、おならは、できるだけ早くだしてしまうことです。

友人のアメリカ人（女性）は、人前でのげっぷはエチケットに反するが、おならはそうでもないといっていました。おならをがまんするのは、日本の文化なのかもしれません。

おならが気楽にだせるような素敵な詩を見つけました。声をだして読んでみて下さい。楽しくなります。

おならうた（谷川俊太郎）

「いもくって　ぶ
くりくって　ぼ

すかして　へ
ごめんよ　ば
おふろで　ぽ
こっそり　す
あわてて　ぷ
ふたりで　ぴょ」

## かかりつけ医をもつ

私の医院は、開業してもう一五年になりますが、最近気がついたことがあります。それは、いつのまにか医院の雰囲気が明るくなっていることです。私の診察室の右手に受付があり、事務の職員さんがいます。左手は処置室で看護師さんがいます。患者さんを診察していると、右からも左からも笑い声が絶えることなく診察室まで聞こえてくるのです。なにか暖かい陽だまりにいるような感じで、とても心地よくなります。何を話しているのかわかりませんが、とにかく彼女たちと患者さんとの間で心が通っているのです。

こういった経験は、病院に勤務していた頃にはありませんでした。大病院では何か緊張感が常にあり、診察中は笑い声など滅多に聞かれませんでした。

病院の先生は、基本的にみんな専門医です。内科のなかでも、消化器科、循環器科、呼吸器科、神経内科などいくつもの専門に分かれています。専門医は、高い技術と知識をもっていますが、原則として自分の専門の病気しか診ません。ここに問題がでてきます。

以前、狭心症で心臓の専門病院にかかっていた患者さんが、黄疸がでて、当院へこられました。診察と超音波検査で胆嚢がんと診断し、外科の病院へ紹介しましたが、もう手遅れでした。聞いてみると、心臓の検査は毎月ちゃんと受けているのに、その他の検査は、全く受けていませんでした。

患者さんの立場からみると、毎月、大病院で診てもらっているから、自分は大丈夫だと安心しています。しかし、そこに落とし穴があります。専門外の病気が見落とされる危険があります。

それに対して、開業医は広く浅くです。病気は多種・多様です。ひとつの病気があるからといって、他に病気がないという保証はどこにもありません。

患者さんの訴えに対して、まず開業医がどこにどんな病気があるのか見当をつけます。そして、病気によっては、専門医へと紹介します。こうした開業医と専門医の連携がうまくいくと、どのような病気に対しても、質のいい医療ができます。

ふだんから、身近になんでも相談できる「かかりつけ医」をもつことが大切です。開業医の専門は、患者さんの訴えを聞くことかと思っています（実際、病気の診断は八割が問診、一割が診察、残りの一割が検査といわれています）。「かかりつけ医」を大いに利用して下さい。

『徒然草』第百十七段にも、「よき友、三つあり。一つには、物くるゝ友。二つには医師《くすし》。三つには、知恵ある友。」とあります。

# 第6章　薬ののみ方と食べあわせ

薬をのんでも効かない、あるいは副作用がでたということは日常よくあることです。その時、すぐに薬のせいにしないで下さい。まず第一に、薬をきめられたように、きちんと服用できたかどうかを考えてみて下さい。ある統計によれば、指示通りにきちんと薬をのんでいる方は約六割で、残りの方は、自己判断でのんだりのまなかったりだそうです。

薬ののみ方は厳密に規定されています。薬は、服用方法を守ってはじめて効果がでるように設計されています。風邪をはやく治そうと思って、四日分の薬を一日でのんだ方がありましたが、全くの考え違いです。

もうひとつ注意していただきたいのは、薬と食べ物との相互作用です。いわゆる食べあわせが悪いと、薬が効かなかったり、逆に副作用がでたりします。薬と薬との相互作用については、病院や薬局でかなり気をつけていますが、食べ物との相互作用については、意外と目が届いていません。これには、自分で注意していただく必要があります。



## 1）薬ののみ方の基本とは

①服薬時間

薬の服用時間は、食前、食後、食間、寝る前、および起床時などと決まっています。糖尿病の薬では食直前のものもあります。

また発熱や頭痛など、調子のわるい時に服用する頓服もあります。

服用回数も、一日一回～五回までさまざまです。

それぞれの薬にとって、最も有効で、副作用の少ないのみ方ですので、厳守して下さい。

・食前：食事の三〇分前～食直前までに服用

・食後：食後三〇分以内に服用

・食間：食後二時間で服用

②薬は水でのむ

薬は、コップ一杯のぬるま湯で、上半身を起こしてのむのが正式です。薬の有効率などは、すべてこの方法でのんだものを基としています。

冷水でのむと、一般に薬の吸収が悪くなります。冷蔵庫の水は不可です。

また水をつかわずに、唾液だけでのむ方があります。そうすると薬が食道のなかで留まってしまい、潰瘍や炎症をおこすことがあります。これをピル食道炎と呼んでいます。

③慢性疾患の薬は毎日のむ

高血圧、糖尿病、高脂血症などの薬や血栓予防薬は、忙しくても必ずのんで下さい。高血圧の患者さんで、毎朝血圧を測って、今日は血圧が高かったからのんだ、今日は低かったから、のまなかったという方がありました。高血圧の薬を、のんだりのまなかったりすると、薬を全然のまないよりも、もっと生命予後が悪くなります。

また、ずっとのんでいた血圧の薬を急にやめると、リバウンド現象といって、急激に血圧があがることがあります。脳出血の危険があります。くれぐれも自己判断で中止しないで下さい。

糖尿病の薬をのんでいる方は、食事もきちんと食べて下さい。薬はのんでも、食欲がなかったから食べなかったという場合は、低血糖になる危険があります。

④抗生物質は最低三日間続ける

抗生物質を一日のんでやめたり、とびとびにのんだりすると、効果が悪くなるばかりでなく、耐性菌をつくることにもなります。抗生物質は、三日〜一四日間はきちんとのんで、あとはさっとやめるのが原則です。
ただし、慢性気管支炎などの患者さんで、長期にのむ抗生物質もあります。

## 2) 薬と食べ物との相互作用―まさに多彩

薬を以下のものといっしょに摂ると、薬の効果が減弱する場合と、増強する場合があります。薬の効果が減弱すれば、薬が効きません。逆に増強すれば、副作用がでます。薬と相互作用を示すのみ物や食べ物は、私たちがふだんから摂っているものばかりです。

手元にあるからといって、つい牛乳、お茶、グレープフルーツジュース、お酒などで、薬をのんでしまったことはないでしょうか？

①牛乳といっしょにのむと
＊抗生物質（バクシダール、シプロキサン、アクロマイシンなど）→薬の吸収が悪くなる
＊腸溶錠（オメプラール、バイアスピリンなど）→胃で溶け出してしまい、効果がなくなる
＊骨粗鬆症治療剤（ボナロン、フォサマック、ベネット、アクトネルなど）→カルシウム、マグネシウム、鉄などの金属成分と結合すると、吸収が悪くなる

・ある調査で、お年寄りの三分の一の方が、牛乳で薬をのんでいたそうです。薬の効きが悪いのは、のみ方が悪いのかもしれません。

②緑茶、紅茶、コーヒー（カフェイン含有飲料）といっしょにのむと

＊風邪薬（カフェイン含有）→カフェインの作用が増強して、めまい、どうき、ふるえなどの症状がでる

＊タガメット→カフェインの解毒が抑制され、カフェイン中毒症状がでる

＊ザイロリック→薬の作用が減弱する

③グレープフルーツジュースといっしょにのむと

＊降圧剤（カルシウム拮抗剤：バイミカード、カルブロック、アテレック、アダラートなど）→血圧が下がりすぎる

＊ハルシオン→効きすぎる

・グレープフルーツジュースの効果は、コップ一杯でも二四時間つづきます。カルシウム拮抗剤を服用している方は、のまない方が無難です。なおオレンジジュースは大丈夫です。

④アルコールといっしょにのむと

＊睡眠剤・抗不安剤→効きすぎて、記憶障害、幻覚、悪夢などがあらわれる

＊降圧剤→血圧が低下しすぎる

＊抗ヒスタミン剤（ポララミン、ニポラジンなど）→めまい、頭痛がおこる
＊バッファリン→胃腸障害が増強する
＊ピリナジン、カロナール→効きすぎる。肝障害がおこりやすくなる
＊タガメット→急性アルコール中毒となる
＊セフェム系抗生物質（セフゾン、フロモックスなど）→二日酔い状態となる
＊SU系糖尿病剤（ダオニール、アマリールなど）→血糖が低下する
・風邪をひいた時に、風邪薬といっしょに栄養ドリンクをのむ方がありますが、これは要注意です。栄養ドリンク二本には、ビール一杯分に相当するアルコールが含まれています。副作用がでやすくなります。
⑤納豆、クロレラ、モロヘイア（ビタミンK含有食品）といっしょにのむと
＊ワーファリン→薬の作用が減弱する
⑥チーズ、ヨーグルト、赤ワイン、ビール、バナナ、レバー（チラミン含有食品）といっしょにのむと
＊トリプタノール、イソニアジド、ダンリッチ（塩酸フェニルプロパノールアミン）→チラミンの代謝を妨げ、高血圧発作をおこす。頭痛やひどくなると脳出血をおこす
・塩酸フェニルプロパノールアミンは、鼻炎の薬として、ダンリッチや市販の風邪薬にも含

まれています。しかし、服用していた患者さん（とくに若い女性）が脳出血となり、現在、ダンリッチの製造は中止になりました。しかしダイエット薬として、海外で販売されています。インターネットなどでの購入には注意して下さい。

⑦キャベツ、カリフラワーといっしょにのむと
＊ピリナジン、カロナール↓薬の代謝が亢進し、薬の効き目が悪くなる
＊チラーヂン、チラーヂンS↓ヨウ素の吸収が妨げられ、薬効が低下する
⑧イチョウ葉エキスといっしょにのむと
＊ワーファリン、アスピリン↓出血傾向がでる
⑨セント・ジョーンズ・ワート（西洋おとぎり草）といっしょにのむと
＊テオドール、ワーファリン、経口避妊薬↓薬の作用が減弱する
⑩タバコといっしょにのむと
＊テオドール↓薬の半減期が短くなり、薬が効かなくなる
＊経口避妊薬（ピル）↓血栓ができやすくなる

## 3）薬の副作用がでた時は

病気の経過とちがう症状がでた時は、医者はまず薬の副作用から疑ってかかるのが習慣です。それほど、薬の副作用は、頻度も多く症状も多彩です。

薬をきちんとのんでいても、また、食べ合わせがわるくなくとも、副作用がでることもあります。

大部分の薬は、肝臓で代謝されます。一部のものは腎臓や小腸でも代謝されます。この薬物代謝酵素の働きに個人差があるのです。薬物代謝酵素の働きがつよいと、薬がどんどん代謝されてしまい、薬の効果が減弱します。反対に、この酵素の働きが弱いと、薬の血中濃度が上昇して、副作用がでやすくなります。これは遺伝的に規定されています。同じ薬でも、個人によって効いたり効かなかったり、あるいは副作用がでたりするのは、そのためです。

なお薬の代謝は、ネズミなど体の小さい動物ほど早く、犬、ヒトと体が大きくなるにつれて遅くなります。ヒトでは、さらに高齢者ほど遅くなります。

薬の処方は、患者さんの年齢、性、体格、病気の状態、合併症の有無、他剤の併用の有無などにより微妙にちがいます。そこが医者の「匙かげん」です。現在、病気治療のガイドラインがきまっていますが、病気や薬に対する知識と経験から、医者はみんなそれぞれ自分の「匙かげん」をもっています。

なお薬の副作用がでた時は、ただちに服用を中止して下さい。そして病院で相談して下さい。患者さんは、みんな一〇〇％安全な薬を希望されます。しかし、現実には、そんな薬はありません。どんな薬にも副作用はあります。また個人個人で副作用もまちまちです。

今のところ、副作用がでるか否かは、使ってみないとわからないのです。「使う」方が「使わない」方よりも、メリットが大きいと判断した時に、薬を使っているのです。あくまで、薬は両刃の剣です。「薬毒不二」という言葉をお忘れなく。

なお、副作用のでた薬の名前は、必ず記録しておいて下さい。二回め以降の副作用は、もっとひどくなる場合があります。

## 4）治れない人、治れる人

ある大病院の待合の壁に掲示されている言葉です。

仕事が忙しいといって、休まないと、風邪もなかなか治りません。血圧や血糖が高いのに、つい食べ過ぎてしまう人、肝臓がわるいのに、ついアルコールをのんでしまう人などは、いくら薬をのんでもなかなかよくなりません。
治せる病気はきちんと治療する、治せない病気は、それ以上悪くならないようにすることです。病院や薬にばかり頼らず、自分の生活態度をもう一度見直して下さい。

「治れない人」

①常に不平不満の多い人
②何事にも疑い深い人
③他人に頼り自分で治そうとしない人
④自分は治れないと諦めている人
⑤すこし良くなると、治療をやめる人
⑥根気がなく続けない人
⑦体を酷使する人
⑧薬を信じて頼りきっている人

「治れる人」

①常に感謝の気持ちを忘れない人

②他人に頼らず自分で努力する人
③治ることを信じて根気よく毎日続ける人
④病気と闘う気力のある人

# 第7章　肥満は病気のもと

肥満は「二〇歳分の加齢」と同じ健康への影響があることが、最近の研究でわかってきました。高血圧、糖尿病、高脂血症などの生活習慣病は、肥満とくに内臓脂肪の蓄積から始まります。

二〇歳の時の体重と比べて、あなたの体重は増えていませんか？　増えた分は、ほとんどが脂肪です。最近お腹がでてきた方は、とくに要注意です。

肥満とは、「体脂肪が過剰についている状態」で、一般的にはＢＭＩ（Body Mass Index＝体重（kg）÷身長（m）÷身長（m））が、二五以上をいいます。ただし、かくれ肥満（見た目はやせていても、内臓に脂肪がついている）のこともあり、体脂肪率であらわすと、男性では二五％以上、女性では三〇％以上です。

現在、記録に残っている世界最大肥満者は、体重六三五キロのアメリカ人男性で、身動きがとれないまま、四二歳で死亡しました。

## 1） 倹約遺伝子をもつと肥満になりやすい

アメリカのアリゾナ州に住むピマ・インディアンは、九〇％の人が肥満です。しかし、メキシコの山脈でくらす同じ民族には肥満がありません。メキシコでは、農耕・牧畜の生活で、食事も質素です。しかし、アメリカではカロリー豊富ないわゆるアメリカ食を食べています。比較研究の結果、エネルギー倹約遺伝子の存在が明らかとなってきました。倹約遺伝子をもっている人は、食べ過ぎると肥満になりやすいのです。

倹約遺伝子をもつ人は、もともと少しの食料でも効率的に脂肪を蓄えることができるため、飢餓の続いた時期には生き延びる可能性が高かったと考えられます。

日本人でこの遺伝子をもつ人は、三人に一人といわれています。日本人は太りやすいし、糖尿病にもなりやすい民族なのです。

遺伝子を変えることはできませんが、摂取するカロリーをおさえることはできます。カロリー制限を続けることにより、肥満の発症を防ぐことは可能です。

## 2）子宮環境が悪いと、子供が肥満になる

第二次世界大戦の末期に、占領下のオランダでおこった「オランダ飢餓の冬」をご存知ですか？配給が止まったため多数の餓死者がでました。ただその間にも、数万件の出産がありました。一九七〇年代になってから、その時生まれた子供たちがどうなっているかという調査がおこなわれました。その結果、なんと八〇％の人が肥満となっていたのです。

その後の研究で、妊娠六カ月以内に母親の栄養状態が悪いと、生まれてくる子供は肥満になることがわかりました。

現在、日本の若い女性は、極端なダイエットで、やせている人がふえています。もし、そのままで妊娠すると、将来の子供が肥満になる可能性があります。

若い女性は、ぽっちゃりしているのがいいのです。

## 3）食欲を抑えるには満腹中枢を刺激する

大脳中心部の視床下部というところに、食欲中枢（摂食中枢と満腹中枢）があります。摂食

中枢が刺激されれば食事を摂り、満腹中枢が刺激されれば、お腹が一杯になったと判断され、食事をやめるようセットされています。

食欲を抑えるためには、満腹中枢を刺激することが必要です。そのためには、次の方法が有効です。

①食べ物で胃壁を伸展すること：伸展の刺激が末梢神経を伝わって、脳へ到達し、満腹中枢を刺激します。はじめに野菜などをしっかり食べて、胃をふくらませておくことです。

②ゆっくり食べること：食べて三〇分経過すると、食べ物が消化・吸収され、血糖値が上昇してきます。血糖の上昇が、満腹中枢を刺激し、過食を防ぎます。

また食欲中枢の上位に、大脳前頭葉が二次中枢として関与しています。理性で食欲を抑えることが可能です。店先でおいしそうなケーキをみても、ぐっとがまんできるのは、前頭葉の働きです。

しかし、ストレスがかかると、つい食べてしまう方がいます。食べると一時的な満足感が得られるためですが、つづけると大変です。

また、「もったいない」と言って食べる方がいます。家族の残したものまで食べる方、もらい物はすべて食べてしまう方、仏壇のお供えまでつい手がでてしまう方など、いろいろです。

これらも要注意です。

## 4）褐色脂肪細胞を利用する

脂肪細胞には、白色脂肪細胞と褐色脂肪細胞の二種類があります。

白色脂肪細胞とは、エネルギーを脂肪として蓄える細胞で、全身に分布しています。食べ過ぎると、男性では主に腹部に、女性では全身につきます。ただし更年期以降は、女性でも腹部につきます。

褐色脂肪細胞は、脂肪を熱として燃やす細胞です。細胞内にミトコンドリアが多く、褐色にみえます。乳児では全身に分布していますが、成人では心臓や腎臓の周囲、頚や肩甲骨の周囲などに残存しています。

食後や寒いときには、この褐色脂肪細胞が刺激され熱を産生します。また過剰なエネルギーを熱に変える働きもあります。

褐色脂肪細胞の働きは、自律神経やレプチン（脂肪細胞からでる食欲抑制ホルモン）などのホルモンにより調節されているため、人間の意志では自由にできません。

しかし、頚や肩甲骨周囲を冷やしたり（冷水をかける、冷えピタをはる）、満腹中枢を刺激すると、多少なりとも褐色脂肪細胞を活性化できます。また、カフェインやカプサイシン（唐辛子の主成分）なども刺激するといわれています。

## 5）赤筋をつかう

筋肉には、白筋と赤筋の二種類の筋線維が混ざって存在しています。

白筋は、ブドウ糖をエネルギー源とし、瞬発力をだします。重量挙げや一〇〇m走などで主に働く筋肉です。

赤筋は、遊離脂肪酸をエネルギー源とし、持久力を発揮します。ウォーキングなどのゆっくりした運動を長く続けるときに働いています。

脂肪を燃やすということは、脂肪細胞に蓄えられた中性脂肪が、遊離脂肪酸として血液中へ放出され、それが赤筋にとりこまれ、赤筋のなかでエネルギーに変わるということです。

したがって、肥満対策としては、赤筋を積極的に使うことです。全力で走るよりは、ウォーキングのほうが向いていることになります。

また幸いなことに、内臓脂肪は、皮下脂肪よりも運動により減らしやすい脂肪です。

## 6）太らない食べ方

肥満は女性の敵だといわれていますが、中年を過ぎる頃には、ほぼ相手の軍門に下ってしまいます。ただ、外来にこられる女性患者さんのなかで、年をとっても太らない方があります。それは胃下垂の方です。胃下垂になると、少し食べてもすぐにお腹がいっぱいになるため、食べられなくなります。そのため結果的に肥満にならずにすんでいるのです。

太らない食べ方

①一日三食きちんと食べる：まとめ食いは、インスリンの過分泌をおこし、かえって太ってしまいます。

②脂肪分はできるだけ控えめに：霜降り肉、フォアグラ、北京ダックなど、脂っこいものはとてもおいしいのです。しかし、脂肪は満腹中枢を刺激しません。またレプチン抵抗性をひきおこします。

③寝る前三時間以内には食べない：夜食は太りやすいことが確かめられています。

④間食はひかえめに：ついつい食べ過ぎてしまいます。食後のデザートもひかえめに。バイ

キング料理のレストランへいくと、その人の性格がわかります。ケーキ・バイキングで、ケーキを一五個食べたと自慢していた人がいましたが、くれぐれも、もとをとろうと思わないことです。

## 7）生き残るのは

「最も強い者が生き残るのではなく、最も賢い者が生き延びるでもない。
唯一、生き残るのは、変化に対応できる者である。」

これは、「種の起源」を書いたダーウィンの言葉といわれています（原典は確認できませんが）。

現在、日本は世界中からあらゆる食料品を輸入しています。アメリカでは、自国で消費できないほどの作物を多量に生産し、余剰分を輸出して利益を得ています。しかし、貧しい国はいつまでたっても飢餓状態です。

将来、世界的な食料不足となった時に生き残る人類は、「少食」に慣れた人たちでしょうか？

それとも、肥満で、体に余分の脂肪をたくわえた人たちでしょうか？　あなたは、どう思われますか？

## メタボリック・シンドローム

メタボリック・シンドロームとは、過食と運動不足による内臓脂肪症候群ともいえる病態で、二〇〇五年四月に日本人の診断基準ができました。それによると、

＊腹部肥満：ウエスト周囲径　男八五㎝以上、女九〇㎝以上
（立位、呼気時、臍レベルで測定）　のほかに

1）中性脂肪一五〇㎎以上またはＨＤＬ―コレステロール四〇㎎未満
2）最大血圧一三〇以上または最小血圧八五以上
3）空腹時血糖一一〇㎎以上

この三項目のうち、二項目以上にあてはまると、メタボリック・シンドロームと診断されます。

◎健康メモ◎

現在、日本では、四〇歳以上の男性の二五%がこれに相当し、その心血管疾患発症率は、二・二倍、死亡率は三・五倍に高まるといわれています。

二〇〇七年六月、国際糖尿病連合が定めた基準では、ウエスト周囲径が日本の基準とは異なっています。

＊日本、中国、南アジア：男九〇㎝以上、女八〇㎝以上
＊ヨーロッパ：男九四㎝以上、女八〇㎝以上
＊アメリカ：男一〇二㎝以上、女八八㎝以上

いずれにせよ、これからはダイエットして体重を減らすよりも、ウエストを細くして内臓脂肪をとることの方が、心筋梗塞などの病気を予防する近道となりそうです。

# 第8章　ウォーキングのすすめ

今から約一〇〇〇万年前、アフリカ中央部を南北に六〇〇〇キロつづく大地溝帯の形成が始まりました。その結果、大地溝帯の東側では雨が少なくなり、森が草原へと変化していきました。

約五〇〇万年前、木のうえで暮らしていた猿の一部が地上へおりたち、二足歩行を始めました。これが人類誕生の始まりです。二足歩行の結果、両手が使えるようになり、脳が発達し、現在の人類へとつながりました。

しかし、現代の車社会は、人類の歴史のなかで初めて、人間が歩くことを忘れた時代です。ウォーキングは、あらゆる運動のなかで、最も手軽で誰にでもできるおすすめの運動です。

## 1 現代人は歩いていない

現代のサラリーマンの平均歩数は、一日五〇〇〇〜七〇〇〇歩、主婦は、二五〇〇〜五〇〇〇歩というデータがあります。江戸時代の庶民は、一日三万歩は歩いていたそうです。

三〇歳をすぎて運動しないと、筋肉は一〇年ごとに一〇〜一五%失われます。六〇歳になると、三〇〜四〇%も失われることになります。筋力低下は、疲れやすくなる、転倒しやすくなる、けがをしやすくなる、などだけでなく、寝たきりや死亡率の上昇にもつながります。

人間の内臓は、年とともに機能低下がおこりますが、筋肉だけは、トレーニングすれば、年齢に関係なく筋力をつけることができます。たとえ九〇歳の方でも可能です。

いまや中高年の方にとって、運動は「した方がよい」から「しなければならない」へと価値観がかわってきています。歯みがきを「した方がよい」から「しなければならない」と考えるのと同じです。

## 2）ウォーキングは万能薬

足の筋肉は、身体全体の筋肉の七割を占めています。腕をふって歩くと、ウォーキングはまさに全身運動となります。ウォーキングの効果は、誰にでもあらわれます。まさに万能薬です。

ウォーキングの効果
①心肺機能が高まる
②血圧が下がる
③コレステロール、中性脂肪が低下し、善玉コレステロールがふえる
④耐糖能が改善する
⑤骨粗鬆症の予防・治療となる
⑥免疫能が高まる
⑦認知症の予防となる
⑧筋力がつく
⑨便秘が解消する

⑩体重がコントロールできる
⑪リラックスできる

## 3）ウォーキングに適した時間・時間帯

アメリカスポーツ医学会とアメリカ疾病対策センターの指針では、「中等度の身体活動・運動を一日　合計三〇分以上、ほぼ毎日」をすすめています。また「一回一〇分の細切れを、合計で三〇分以上でもよい」としています。

健康のためのウォーキングでも、朝起きてすぐはやめて下さい。頭はさめていても、身体はまだ目覚めていません。早朝のジョギング中に、急性心筋梗塞をおこした報告が多数あります。

高齢の方や血圧の高い方は、冬の寒い時間帯はやめて下さい。血圧があがります。

また空腹時と食直後も運動には適しません。空腹時には低血糖や不整脈がおこりやすくなります。食直後は食物の消化がわるくなります。

## 4）ウォーキングの強度―「楽～ややきつい」程度に

①主観的運動強度

五分以上運動した時の自覚症状が心拍数と比例します。「楽～ややきつい」程度の運動が適正です。

②トークテスト

歩きながら人と楽に話せるのが、丁度よい速さです。歩きながら歌えるようだと、もう少し速く歩きます。また、歩きながら話せないようなら、ペースをおとします。

③インターバル速歩

長野県松本市を中心におこなわれているやり方で、三分間の速歩と三分間のゆっくり歩行を四〇分間くりかえします。中高年を対象とした研究で、心肺機能だけでなく、筋力アップもできると注目されています。一日一万歩歩くより、もっと効果があるそうです。

④目標心拍数

歩行時に自分の脈を時々はかりながら歩きます。客観的な運動の指標となります。

一分間の最高心拍数の五〇～七五％で歩くことを目標とします。

最高心拍数は年齢により異なります。計算式は「最高心拍数＝二二〇－あなたの年齢」です。例えば、五〇歳の方なら、「二二〇－五〇＝一七〇」が、最高心拍数で、運動の目標心拍数は、その五〇～七五％ですから、一分間に八五～一二七となります。
五〇％以下の運動では心肺の強化になりません。七五％以上ではきつすぎます。

## 5）安全なウォーキング

ウォーキングの前後で、ストレッチや体操を必ずおこなって下さい。筋肉や関節が柔軟になり体温もあがります。事故の防止に効果的です。

また、ウォーキングも最初の五分と終わりの五分は、ゆっくり歩いて下さい。

多病をかかえての運動です。体調のわるい時は休んで下さい。あくまで自分のペースが大切です。ウォーキング中に、胸痛、息苦しさ、どうき、めまい等の症状がでた場合には、ただちに中止して下さい。また足のひきつりや関節痛がでた場合も中止です。多病息災とは、自分の身体が発するサインに忠実に従うことです。

また、年をとって歩きにくくなっても、運動は、しないよりも少しでもした方がいいのです。
「少欲知足」とは、仏教の根本的な教えですが、高齢になると「少食遅足」を心がけて下さい。

少食で、ゆったり歩くことが長寿につながります。

## 6）ウォーキングを楽しくする方法

古代ギリシャでは、アリストテレスなどの逍遥派の哲人たちが、歩きながら議論していました。歩くことで脳が活性化していたのです。

また、『老人力』の著者、赤瀬川原平さんは、仲間と「路上観察学会」なる組織をつくり、カメラを片手に街中を歩きまわっています。

趣味や楽しいこととむすびつけたり、仲間といっしょに歩くと、ウォーキングがながつづきします。

ウォーキングを楽しくする方法

①人と話しながら歩く
②歩きながら、考えをまとめる
③ウォーキングルートや目的地をかえる
④街角、花、植物、鳥などを観察する

## 7 養生の術

⑤雨の日は、商店街やショッピングセンターを歩く

「養生の術は、安閑無事なるを専とせず。心を静にし、身をうごかすをよしとす。身を安閑にするは、かえって元気とどこほり、ふさがりて病を生ず。たとえば、流水はくさらず、戸枢はくちざるが如し。是うごく者は長久なり、うごかざる者はかへって命みじかし。」

これは、江戸時代の学者、貝原益軒が、八四歳のときに著した『養生訓』にある言葉です。益軒は幼少の頃より病弱で、三〇歳代にはまさに多病で苦しんでいました。しかし養生に努め、八五歳で亡くなるまで多数の本を著しました。そして体質を良くすることを説きました。まさに多病息災で、長生きした代表的な人物です。

# 第9章　骨を丈夫に

寝たきりになる二大原因は、脳卒中と骨折です。骨は、骨粗鬆症があると簡単に折れてしまいます。若い頃にダイエットばかりしていた女性は、年をとると必ず骨粗鬆症となります。骨粗鬆症も、典型的な生活習慣病です。女性にとっては、強い骨をつくるための一〇代後半〜二〇代前半の時期、更年期前後の四〇代後半〜五〇代前半の時期、そして転倒や骨折がおこりやすくなる七〇代以降の三回大切な時期があります。なお男性も女性より二〇年遅れて、骨粗鬆症になります。

骨も生きています。毎日、新陳代謝がおこなわれています。骨は外からは見えませんが、大切な身体の心棒です。

## 1）骨の進化史

四〇億年前に、地球上に生命が誕生して以来、三五億年もの間は、生命は微生物のみでした。五億五〇〇〇万年前（カンブリア紀）になり、海の中に多彩な格好をした生物が大発生しました。これが、カンブリア紀の大爆発と呼ばれている現象です。その中で、硬い殻（外骨格）をもった動物に混じって、背骨（内骨格）をもった動物がいました。数では少数派でしたが、「人間につながる脊椎動物の祖先」でした。

四億五〇〇〇万年前（シルル紀）になると、淡水に適応した魚類があらわれ、三億五〇〇〇万年前（デボン紀）には、陸上へあがる両生類が出現しました。

その時、淡水中や陸上ではミネラル不足となる危険性がありました。しかし、私たちの祖先は、骨の中に海の成分すなわちカルシウムなどのミネラル分を蓄えることで、うまく環境に適応することができました。

骨は、遠いとおい古代から、ずっと生命の進化に重要な働きをしてきたのです。

## 2）骨の構造と機能―骨粗鬆症は人間に特有

骨は、硬さと柔軟性をそなえた鉄筋コンクリートです。骨は、外部にある皮質骨と内部にある海綿骨からなります。皮質骨は、緻密で水分が少なく硬い部分です。海綿骨は、網目構造をしており、水分を含み柔軟性を発揮します。

骨は、コラーゲン繊維のまわりに、カルシウムやリン酸などのミネラルが塗り固められて形成されます。成人でも、お年寄りでも、日々古い骨が吸収され、新しい骨が形成されています。この骨をつくる細胞を骨芽細胞とよび、骨を吸収する細胞を破骨細胞とよびます。

つまり骨をつくることにより、血液中のカルシウムを骨に取り込み、骨を吸収することにより、カルシウムを血中に放出しているのです。こうして、血液中のカルシウムの濃度が一定に保たれるようになっているのです。

しかし、年をとると、とくに女性の閉経期以降は、性ホルモンの急激な減少により、骨芽細胞と破骨細胞の働くバランスがくずれてきます。骨吸収のほうが多くなってしまいます。これが骨粗鬆症です。

なお、サル、犬、ネズミなどの動物では、寿命がつきるまで、性ホルモンは高濃度に保たれているそうです。したがって、骨粗鬆症はおこりません。骨粗鬆症は、人間だけに特有の病気です。

## 3）転倒しやすい場所・骨折しやすい部

骨粗鬆症の初期症状は、動き始めの痛みです。安静時には、あまり痛みは感じません。例えば、朝目覚めて起きるときに、腰や背中が痛くて、すぐに起きれなくなります。また重い荷物をもつと、いっそう痛みます。

骨粗鬆症がすすんでくると、背骨が変形し、背中が曲がってきます。いわゆるねこ背（亀背）となります。また、身長も短くなってきます。

そして一番こわいのが骨折です。もろい骨は少しの外力ですぐに骨折してしまいます。高齢者の転倒・骨折は寝たきりにつながります。これを防ぐためには、骨を丈夫にするとともに、転倒しないようにすることが大切です。

東京大学と「暮しの手帖」編集部の合同調査で、転倒した二八二人のうち、約八割の人が家の外で、約二割の人が家の内で転んでいました。

転んだ場所で一番多かったのは、家の外では、ふつうの道路、ついで階段でした。階段では、降りるときに断然多く転んでいました。また、もっとも転びやすい履物は、サンダルでした。

家の内では、階段がもっとも多く、その他、部屋の境目、敷居、じゅうたんの端、電気コードなど、ちょっとした段差でもつまずいていました。もちろん風呂場など濡れた場所も危険でした。

骨折しやすい部は、大腿骨頸部、脊椎骨および手首の三カ所です。このなかで、大腿骨頸部の骨折が寝たきりにつながります。

なお人類が二足歩行を始めたときに、大腿骨頸部には、体重の三倍にもなる衝撃がかかるようになりました。それを吸収するため、人類は大腿骨頸部の断面構造を、皮質骨を薄くし、かわりに柔軟な海綿骨を多量に増やすということで適応しました。しかし、そのために外力に対して折れやすくなってしまったのです。ちなみに、チンパンジーの大腿骨頸部は、皮質骨が厚く、海綿骨は少量です。

## 4）転倒をおこしやすい薬

高齢者の転倒の原因で意外と多いのが、薬の副作用です。高齢者で、五つ以上の薬をのんでいる方は、転倒の危険率が二倍になるという報告があります。

眠気、ふらつき、注意力の低下などをおこしやすいのが、睡眠薬や抗不安剤（セルシン、デパスなど）です。これらの薬剤には、筋肉の緊張をとる働きがあるのです。また降圧剤による低血圧や、糖尿病用薬による低血糖も関係します。

このなかで睡眠薬は、とくに転倒事故の多い薬です。高齢になると常用している人が増えます。できるだけ筋弛緩作用の少ない薬にして下さい。また、超短時間型の薬（ハルシオン、アモバン、マイスリーなど）は、血中濃度が服用後一時間程で急激に上昇します。そのため、服用直後にトイレにいこうとすると、転倒しやすくなります。薬をのむ前に、必ずトイレは済まして下さい。

## 5）食生活で骨を丈夫に

①カルシウム：カルシウムは、毎日一〇〇〜二〇〇ミリグラムが、尿、便、汗などに排泄されています。しかし、カルシウムの吸収効率は悪く、摂取量の三分の一程度といわれています。従って、二〇〇ミリグラムを補うためには、一日のカルシウム摂取量は、六〇〇ミリグラムが必要となります。
効率のよいカルシウム源は乳製品です。牛乳一杯で二二〇ミリグラム、ヨーグルト一カップ

で二〇〇ミリグラム補給できます。もちろん、小魚、大豆、小松菜、ごま、ひじきなどもおすすめです。

②ビタミンD：ビタミンDは、腸管からのカルシウムの吸収を促進し、血液中のカルシウム濃度を一定に保つ働きがあります。しかし活性型のビタミンDとなるためには、日光にあたる必要があります。日光にあたる時間は、一日一〇〜一五分程度で十分です。

ビタミンDを多く含む食品は、しいたけ、いわし、かつお、ぶり、レバー、卵黄などです。

③ビタミンK：ビタミンKの摂取量が少ない人は、骨粗鬆症になりやすいことがわかっています。ビタミンKは骨芽細胞による骨形成を促します。

納豆はビタミンKの豊富な食べ物です。納豆消費量の多い東日本では、大腿骨頸部骨折が西日本よりも少ないというデータがあります。納豆や味噌のような発酵食品がおすすめです。

④大豆イソフラボン：大豆イソフラボンは、女性ホルモンと類似の構造をもち、女性ホルモン受容体に結合します。そして骨吸収を抑制します。

## 6）ジャパニーズ・パラドックスあり

大腿骨頸部骨折の発生頻度は、アメリカの年間約三〇万人に対し、日本では年間約八万人です。体格、カルシウム摂取量、骨密度のいずれもが、日本人の方が劣っているのに、骨折の頻度は、日本人のほうが低いのです。これをジャパニーズ・パラドックスといいます。

その理由として、日本古来からの畳の生活がいいのではないかといわれています。つまり「座る、しゃがむ、立つ」をくりかえす生活が、ふだんから足腰を鍛えることになっているのです。布団の上げ下ろしや和風トイレも効果的です。

また、魚食（カルシウム）、納豆（ビタミンK）、豆腐（イソフラボン）などの食習慣も有益と思われます。

西洋風のベッドやイスの生活は便利なようで、かえって骨折をふやしています。ベッドから落ちて、骨を折ったという話はよく聞きますが、布団から落ちたという話は聞きません。先日も、ふだんは布団でくらしているお年寄りが、ショートステイで老人ホームに入所した際、ベッドから落ちて骨折し入院となりました。

日本のいい生活習慣は、将来に残したいものです。

骨に負荷をかけるほど骨は丈夫になります。骨を鍛える運動でよいのは、縄跳びのようなジャンプ運動と、大股で歩くウォーキングです。

## 7）人間の大事

最近、『徒然草』を読んでいて気がついたことは、「無常」を説いている書なのに、意外と医療や養生に関する記載が多いことです。日常の生活のなかに「死」を意識しろと強調している一方で、病気にならないよう気をつけろと言っています。兼好法師のすごいところは、「死」があるから「往生」を願うのではなく、「死」があるから「存命の喜び　日々に楽しまざらんや」という現実主義、合理主義にあると思います。

『徒然草』第百二十三段

「思ふべし、人の身に止むことを得ずして営む所、第一に食ふ物、第二に着る物、第三に居る所なり。人間の大事、この三つには過ぎず。餓えず、寒からず、風雨に侵されずして、閑《しづ》かに過《すぐ》すを楽しびとす。ただし、人皆病《やまひ》あり。病に冒されぬれば、その愁《うれへ》忍び難し。医療を忘るべからず。薬を加えて、四つの事、求め得ざるを貧《まづ》しとす。この四つ、欠けざるを富めりとす。この四つの外を求め営むを奢《おご》りとす。」

兼好法師からみれば、人間、衣食住に薬がそろっていれば、みんな裕福なのです。今の日本人は、四つの外を営み、欲が多く贅沢を求め、かえって気持ちが貧乏になっているようです。

# 父の遺言

子供にとって、親が最後に言い残した言葉ほど印象に残るものはありません。

私の父は、九三歳で肺がんで亡くなりました。できるだけ自宅に居たいとの希望がつよく、ぎりぎりまで私が往診で診ていました。呼吸困難がつよくなり、酸素吸入の必要が生じたため、最後の一週間だけ病院に入院してもらいました。

末期には、がんが進行し、声帯をうごかす神経が麻痺したため、声がでなくなっていました。そのため、父は左手の手のひらに、右手の人差し指で、カナを一文字ずつ書いて、意思を表示していました。

亡くなる前日に書いた言葉が、「カゾクニキタイ　タノシク」でした。でもそれが最後の力をふりしぼって書いた言葉だったのでしょう。フーと大息をついて、後ろに倒れこんでしまいました。その後二度と文字を書こうとせず、翌日静かに息をひきとりました。

私は、「カゾクニキタイ　タノシク」という言葉を残してくれた父親に感謝しています。親の思い出としては最高のものです。財産を残してくれるよりも、はるかにありがたいと思っています。

人間は、ひと年とると、自分の「死」について、考えるべきです。いかに死んでいくか、どんな言葉を子供に残すか、などを考えることも人生の大事です。

『徒然草』第九三段に、「人皆生を楽しまざるは、死を恐れざる故なり。死を恐れざるにはあらず、死の近き事を忘るゝなり」という言葉があります。人はみないずれ死ぬことはわかっていても、まさか「明日」とは思っていないのです。「死」があるから「生」があります。「死」を考えないと、「生」が希薄になります。「生」を楽しめなくなります。

身近に父親の「死」を経験して、人生で大切なことは何かが少しわかったような気がしました。

# 第10章　ぐっすり寝て、すっきり起きる

地球は二四時間で自転しています。そのため昼と夜がうまれ、地球上の生物はすべて、生物リズムをもつようになりました。夜になると眠くなるのが自然ですが、現代の二四時間社会やストレス、異常なまでの明るさなどのせいで、不眠症になる方がふえています。

不眠症は、頭重感、倦怠感、イライラ感、作業能率の低下、事故の増加だけでなく、最近では、免疫力の低下、高血圧の増悪因子となることがわかってきました。

## 1）なぜ寝るのか

睡眠時間は人によりさまざまです。ナポレオンのように三時間で十分な人もいれば、アイン

シュタインのように一〇時間も必要な人もいます。

私たちは、何故、一日の三分の一もの時間を眠るのでしょうか?

睡眠の目的はずばり脳のクーリングダウンです。単に疲れたから寝るのではなく、脳が脳のために積極的にプログラムしているのです。

脳の重量は、たかだか一四〇〇グラムですが、酸素の消費は全身の消費量の二〇%です。多量のエネルギーを使っているのです。

人間が何日間寝ずに過ごせるかという断眠実験では、ふつう四日間が限度です。ネズミの実験では、二週間寝かさないと死んでしまいます。死ぬ前には、食欲は旺盛なのに、どんどんやせてきます。高体温となり、エネルギー消費が亢進しています。これは脳の体温調節機能が、高体温にセットされたためです。

寝ている間は、体温は下がっています。成人の体温は、大部分筋肉の活動からつくられるものです。筋肉活動の低下と発汗による体温の低下が、脳を休ませているのです。

## 2) 睡眠中におこること

脳波の発見により、睡眠に四段階あることがわかってきました。第一、二段階の浅い睡眠と、第三、四段階の深い睡眠です。この睡眠リズムは、どんな人でも九〇分間隔です。これを一晩で数回繰り返します。とくに、最初の三時間が、第四段階までの深い睡眠で、ぐっすり眠る時間です。

最近、特異な睡眠としてレム睡眠（REM・Rapid Eye Movement）が注目されてきました。これは、浅い睡眠のときにみられる現象ですが、寝ているにもかかわらず、眼球が早く動いています。また呼吸や脈拍が変動し、自律神経が不安定になっています。脳波も覚醒時にちかい波形を示し、必ず夢をみています。

最初のレム睡眠は一〇分間ほどですが、睡眠の終わりころには六〇分間にもなります。夢を覚えているのは、この最後のレム睡眠の時のものです。

ただし、身体の筋肉の緊張は極度に低下しており、身体はぐったりとしています。レム睡眠は、脳が活性化し、身体が休んでいる時期です。

最近、レム睡眠の時に、短期記憶が長期記憶に固定化されていることがわかってきました。レム睡眠のあとに、記憶力が著しく向上するそうです。したがって、勉強したあとは、ぐっすりと七時間程度眠り、レム睡眠を十分にとった方が記憶にはいいわけです。睡眠時間が短いと、かえって記憶が残りません。

また、ノンレム睡眠(レム睡眠以外の睡眠)は、脳が休み、身体が修復されている時期です。

最初の深いノンレム睡眠の時に、脳下垂体から成長ホルモンが分泌されます。成長ホルモンは大人でも分泌されています。このホルモンにより、子供では成長がすすみ、大人では、日中、高血圧などで傷んだ血管や組織が修復されます。筋肉への血流量が増加し、代謝が低下して体力が回復する時期です。

なお、高齢者では睡眠が全体に浅くなっています。そのため睡眠時間は、昼寝を含め少し長く（八～九時間程度）とる必要があります。

## 3）快眠法―習慣にすること

①寝る時間と起きる時間を毎日一定にする

一日七～八時間の睡眠が最も病気が少ないといわれています。午後七～九時は、全く眠くならない時間帯ですが、午後一〇時を過ぎると急に「眠りの扉」が開き、眠くなってきます。このときに寝るのが最も自然です。

②起床後、朝日をあびる

人間には体内時計があり、約二五時間のリズムをきざんでいます。この体内時計のリズムを二四時間に毎日リセットする必要があります。そのためには、朝おきると朝日をあびることが最も効果的です。

③昼寝をしない

夜寝るためには、昼寝をしないことです。あるいは、午後二時頃に一五～二〇分程度の昼寝をとることです。地中海地方には「シエスタ」といって、昔から昼寝の習慣があります。短時間の睡眠では、浅い眠りから目覚めるので、頭はすっきりしています。寝すぎると寝起きが悪くなります。また夜寝られなくなります。

④夕方、運動する

夕方の適度の運動は、身体を疲れさせ、よく眠れます。夜運動すると、身体がまだ興奮しており、寝つきが悪くなります。また、朝の運動は、睡眠には効果がありません。

⑤夕食後はカフェインをとらない

カフェインは脳の活動を刺激しますので、コーヒー、紅茶、チョコレートなどの食品は、夕食後は控えましょう。

⑥アルコール、タバコは控える

寝る前に一杯という人も多いかと思いますが、アルコールはレム睡眠を抑制し、かえって睡眠の質を悪くします。

またタバコは、脳波活動を刺激するといわれており、寝つきが悪くなります。

⑦寝る前に、温かい牛乳をのむ

牛乳に多く含まれるトリプトファンというアミノ酸が、眠気物質のセロトニンに変わり、眠気がでてきます。ただし他のものをいっしょに食べないことです。試して下さい。

⑧寝室

寝室の温度は、夏は二四～二六℃、冬は一二～一四℃が適当といわれています。湿度は六〇％程度が最適です。

また暗くなると、眠気物質のメラトニンが脳の松果体より分泌されます。寝室の明かりは、天井灯よりも足元灯にし、暗めに設定して下さい。

また騒音は睡眠の大敵です。わずかな音でも睡眠のレベルは浅くなります。騒音が強い場合には、耳栓をしたり、あるいはモーツァルト（ピアノ協奏曲第二四番ハ短調K四九一第二楽章、クラリネット協奏曲イ長調K六二二第二楽章など）を聴いたりするのがよいといわれています。

⑨枕

頭、頚、肩が、立っている時と同じような軽いS状に保たれるのが理想です。ドーナッツ枕などの大きな枕で、頭から肩まで全体を支え、さらに横向きになっても、横が高くなっている枕がおすすめです。いろいろ試して自分に適したものを選んで下さい。

⑩寝る姿勢

ふつうは仰向けに寝る人が大部分だと思いますが、フランス人は大人になってもうつぶせで寝るそうです。うつぶせ寝は、いびきや睡眠時無呼吸症候群に効果があり、慢性気管支炎などで痰の多い方にもおすすめです。うつぶせで、顔は左右どちらかへ向け、片足を曲げ、両手は自然な位置をとる「シムスの体位」が最も楽な寝姿といわれています。

また、江戸時代に『養生訓』を書いた貝原益軒も、横向きで寝ることをすすめています。仰向けに寝ると「気」がふさがるそうです。

## 4）すっきり目覚めるには、浅い睡眠から起きる

ぐっすり寝るのが絶対条件ですが、すっきり目覚めるためには、浅い睡眠（レム睡眠を含む）から起きることです。そのほうが頭がすっきりします。

睡眠リズムは九〇分毎ですので、寝ついてから三時間、四時間半、六時間、七時間半頃が睡眠が浅くなっています。また睡眠の後半には、レム睡眠は一時間ほどありますので、目覚めるチャンスです。

目覚まし時計を大きな音にして、無理やり起きるのはよくありません。タイマーで音楽をかけておいたり、カーテンを少し開けておいて、朝の光をいれるようにしておくと、睡眠が少し

ずつ浅くなり、目覚めやすくなります。

なお目覚めてすぐに、ベッドからとび起きるのはよくありません。目はさめていても、身体がまだ目覚めていません。体温も下がっています。ベッドの内で手足を伸ばしたり、ストレッチをしてから、起きましょう。

## 5）朝のリレー

朝顔がなぜ朝咲くか、ご存知ですか？　いろいろの実験から、朝顔が朝咲くには、暗い夜が必要なことがわかってきました。私たち人間も、明るい朝を迎えるために、暗い夜に上手に睡眠をとることが必要です。

世界の人々といっしょに明るい朝を迎えるために、あなたも朝のリレーに参加してみませんか。

朝のリレー（谷川俊太郎）

「カムチャッカの若者が

きりんの夢をみているとき
メキシコの娘は
朝もやの中でバスを待っている
ニューヨークの少女が
ほほえみながら寝返りをうつとき
ローマの少年は
柱頭を染める朝陽にウインクする
この地球では
いつもどこかで朝がはじまっている

ぼくらは朝をリレーするのだ
経度から経度へと
そうしていわば交替で地球を守る
寝る前のひとときをすますと
どこか遠くで目覚時計のベルが鳴ってる

それはあなたの送った朝を
誰かがしっかりと受けとめた証拠なのだ」

# 第11章　安全な入浴法―お風呂は危険がいっぱい

日本人は世界的にみてもお風呂ずきの民族です。江戸時代の銭湯から、現代の温泉にいたるまで、お風呂は健康増進だけでなく、保養やコミュニケーションの場として発展してきました。しかし入浴法を間違えると、事故の多い場でもあります。とくに十二月〜二月が一年のうちで、最も入浴に関連した死亡事故の多い時期です。

東京都老人総合研究所の統計では、年間一万人もの人が風呂場で亡くなっています。これは交通事故の死者よりも多い数字です。

その原因は、脳卒中、心筋梗塞、失神やうたた寝による溺水などです。また年齢的には、八〇％が高齢者です。

## 1）入浴は血圧を大きく変動させる

入浴すると血圧は上がり、その後ゆっくりと下がってきます。お風呂から出ようと立ち上がると、血圧は急に下がります。この血圧の変化は、ぬるま湯でもおこりますが、熱い湯だとさらに顕著となります。

熱い湯にはいると、最高血圧は二〇〇mmHgを超えることがあります。その時脳出血をおこす危険性が高くなります。

また立ち上がる時には、血圧が急に下がるため、失神、脳梗塞、心筋梗塞、不整脈などがおこりやすくなります。浴槽内で倒れると溺死につながります。ゆっくり立ち上がる、浴槽縁を支えにして立ち上がるなどの注意が必要です。くれぐれも大浴場の真ん中で、いきなり立ち上がったりしないようにして下さい。浴槽内での事故は、各地の温泉場でも日常的におきています。高血圧の方は、とくに要注意です。

## 2）かけ湯、ぬるま湯、半身浴

いきなりお湯にはいると血圧が急に上がります。お湯に入る前に、必ずかけ湯をして身体を慣らす必要があります。

かけ湯は、心臓から遠い手・足から始めて、下半身を洗い、上半身へもかけておきます。昔、江戸の火消し衆は、熱い風呂にサッととびこみ、サッとあがっていました。いわゆるカラスの行水ですが、これは、交感神経を瞬時に刺激して、身体をシャキッとさせるのに効果があったと思われます。しかし、急激に血圧が上がるので危険な行為です。

お湯の温度は、夏は三八℃、冬は四〇℃くらいが適温です。四二℃を超えると血圧への影響が大きくなります。湯温計を用いて、お湯の温度をはかる習慣が必要です。湯温計は、いのちを守る温度計です。

アメリカ人の入浴法は、バスタブに膝の高さまでお湯をはり、シャボンを泡立てて身体を洗い、あとはシャワーで流すだけです。

日本人は、昔から座浴でゆっくりとお湯につかり、身体を温める習慣がありました。ただ頸までお湯につかると、水の圧力でお腹は三〜五センチも縮みます。足やお腹から心臓へ還る血液が増え、心臓の負担となります。

胸までお湯につかる半身浴が、最も負担の少ない姿勢です。肩が冷える時には、時々お湯をかけたり、タオルをのせておけばいいのです。ゆったりお湯につかっていると、自然に芯から身体が温まってきます。一〇～一五分間は、お湯につかっていましょう。

また、お風呂にじっとつかっているだけではもったいないと思う方には、ストレッチ体操がおすすめです。入浴中は浮力で身体が軽くなり、さらに温めることで、痛みも軽くなっていきます。抗重力筋などの身体を支える筋や関節周囲の大きな筋をリラックスさせることができます。

入浴中のストレッチ体操は、関節周囲の小さな筋（インナーマッスル）を活性化し、腰痛や膝関節痛に効果があります。

なお、四〇℃のお湯に一〇分間つかると、一五〇キロカロリーを消費します。これは三〇分歩いたエネルギーに相当します。

ただし、筋肉をつかっていませんので、運動のかわりにはなりません。

## 3）湯あたりと湯冷めに気をつける

湯あたりは、入浴による水分喪失が原因で、倦怠感、頭重感、食欲不振などが出現したものです。入浴中は、発汗も多く血管も拡張しています。脱水予防のため、入浴前後にコップ一杯の水を飲むのが有効です。

湯冷めの原因には二つあります。ひとつは、熱い湯に入りすぎたため皮膚の血管の拡張がつよく、熱が放散してしまうためです。

もうひとつは、身体が濡れたままで放置していることです。水が、蒸発する時には、五八六キロカロリー／Lもの熱を奪います。とくに頭を洗ったあとは、よく乾かすことです。また、身体が濡れたままで、下着を着ないことです。

## 4）風邪の時の入浴、アトピーの方の入浴法

少々の風邪なら、入浴してもかまいません。ただし、入浴にはかなりのエネルギーを消費します。また湯冷めの問題もあるので、熱がある時（三七・〇℃以上）には、入浴はひかえましょう。

またアトピーのある方は、入浴中は皮膚の角質から水分保持因子が失われ、入浴後には皮膚が乾燥してきます。とくに熱いお湯ほど乾燥が顕著となります。アトピーなどの乾燥肌の方は、ぬるま湯（三八℃前後）で、短時間の入浴が適正です。

また、ナイロンタオルは皮膚への刺激がつよいので使わない、石鹸の使用は頸、腋の下、股、足などの汚れやすい部位だけにする、入浴後一五分以内に保湿クリームをぬっておく、などの対策が必要です。

## 5）その他の注意いろいろ

①入浴すると皮膚の血流量は何倍にも増えますが、その分胃腸の血流は減少します。したがって、食直後の入浴は食物の消化、吸収が悪くなるのでさけましょう。

②アルコールには利尿作用があり、さらに血管が拡張するため血圧が下がります。入浴前にのむと事故につながります。お酒は入浴後にのみましょう。

③冬になると、脱衣場や浴室が冷えており、裸になると血圧があがります。前もって部屋を一八〜二〇℃に温めておく必要があります。高血圧の方や高齢者は、一番湯を避けるのが賢明です。

④お風呂で温まると、寝つきがわるくなります。眠気は、身体がいったん温まったあと、少し冷えたときにでてきます。少なくとも、寝る一時間前には入浴しておきましょう。

## 6）江戸の銭湯

江戸時代の初期は蒸し風呂でしたが、中期頃より一階に湯屋、二階に座敷のある銭湯がつくられるようになりました。二階では、お風呂上がりに、碁をしたり、和歌を詠んだり、お菓子を食べたりしていました。銭湯はリラックスする場だけでなく、社交の場、情報交換の場、教育の場などの機能もありました。

また、江戸時代の銭湯は混浴で有名ですが、男は湯どし（入浴用のふんどし）、女は湯文字（入浴用の腰巻）をつけていました。江戸中期からは湯槽につかるようになり、全裸ではいるようになりました。ただ、ざくろ口という低い入り口をくぐって奥にはいるため、内部はかなり暗く、人の顔もはっきりと見えなかったようです。

また、銭湯でお見合いをしたという話も残っています。裸どうしで見合いをすれば、お互いがよくわかるという発想です。裸で見合いをするという話は、トーマス・モア（一六世紀のイギリスの思想家）の描いたユートピア（理想郷）にもでてきます。中世の西洋人が夢にまでみた理想郷が、日本では、すでに江戸時代に現実に実現していたのです。すごいと思いませんか。

## 仮面高血圧

病院で測った血圧は正常なのに、家庭や職場で測ると、血圧の高い方が意外と多いことが最近わかってきました。病院や検診では発見できないので、これを仮面高血圧と呼んでいます。しかし、仮面高血圧を放っておくと、脳卒中や心筋梗塞になる率が三倍も高くなります。しかも、仮面高血圧の方は、成人の一～二割もいると推定されています。

仮面高血圧の診断
病院での血圧が、一四〇／九〇 mmHg以下
家庭での血圧が、一三五／八五 mmHg以上

仕事が忙しくストレスの多い方、たばこを吸う方、糖尿病の方、肥満でいびきの大きい方、心肥大や蛋白尿を指摘された方などが、要注意です。

早朝高血圧も仮面高血圧のひとつです。早朝は、血液の粘度もあがっており、脳卒中や心筋

梗塞のおこりやすい時間帯です。

朝起床時と夜寝る前の二回、家庭で血圧を測って下さい。また時には、仕事中にも測ってみて下さい。仮面高血圧は、ちゃんと治療すればよくなります。

仮面高血圧は、人間には表の顔と裏の顔があるということです。病院に来られる時は、患者さんはたいてい表の顔をしています。「お酒は絶対にのんでいません」という患者さんが、実は家で大酒をのんでいたり、「薬はちゃんとのんでいます」という患者さんが、実は自己判断でやめていたりということが、時々家族の証言からわかることがあります。

人間は多面体なのです。医者も、仮面患者さんにだまされないようにしなければ……

# 第12章　ストレスは受けながす

現代社会は、ストレス社会といわれています。「ストレスのない者は、死者だけだ」といわれているくらい、生きている間はストレスからのがれることはできません。

ストレスが関係している病気には、高血圧、胃・十二指腸潰瘍、過敏性腸症候群、気管支喘息、過換気症候群、慢性頭痛などだけでなく、がん、免疫力の低下、ノイローゼ・うつ病などの精神的な病気まで多彩です。ストレス病は最後の現代病です。

## 1）ストレス度（ホームズとレイ、一九六七）と健康障害

| 順位 | 出来事 | 得点 | 順位 | 出来事 | 得点 |
|---|---|---|---|---|---|
| 1 | 配偶者の死 | 100 | 22 | 仕事上の責任の変化 | 29 |
| 2 | 離婚 | 73 | 23 | 息子や娘が家を離れる | 29 |
| 3 | 夫婦別居生活 | 65 | 24 | 親戚とのトラブル | 29 |
| 4 | 拘留 | 63 | 25 | 個人的な輝かしい成功 | 28 |
| 5 | 親族の死 | 63 | 26 | 妻の就職や離職 | 26 |
| 6 | 個人のけがや病気 | 53 | 27 | 就学・卒業 | 26 |
| 7 | 結婚 | 50 | 28 | 生活条件の変化 | 25 |
| 8 | 解雇・失業 | 47 | 29 | 個人的習慣の修正 | 24 |
| 9 | 夫婦の和解・調停 | 45 | 30 | 上司とのトラブル | 23 |
| 10 | 退職 | 45 | 31 | 労働条件の変化 | 20 |
| 11 | 家族の健康上の大きな変化 | 44 | 32 | 住居の変更 | 20 |
| 12 | 妊娠 | 40 | 33 | 学校をかわる | 20 |
| 13 | 性的障害 | 39 | 34 | レクリエーションの変化 | 19 |
| 14 | 新たな家族構成員の増加 | 39 | 35 | 教会活動の変化 | 19 |
| 15 | 仕事の再調整 | 39 | 36 | 社会活動の変化 | 18 |
| 16 | 経済状態の大きな変化 | 38 | 37 | 1万ドル以下の借金 | 17 |
| 17 | 親友の死 | 37 | 38 | 睡眠習慣の変化 | 16 |
| 18 | 転職 | 36 | 39 | 団らんする家族の数の変化 | 15 |
| 19 | 配偶者との口論の大きな変化 | 35 | 40 | 食習慣の変化 | 15 |
| 20 | 1万ドル以上の借金 | 31 | 41 | 休暇 | 13 |
| 21 | 担保・貸付金の損失 | 30 | 42 | 仔細な遺法行為 | 11 |

これは、日常生活上の出来事をストレスの大きさ別に点数化したものです。アメリカでの報告ですが、日本人にもあてはまります。配偶者の死が一〇〇点と最も高い点数ですが、結婚五〇点、個人的な成功二八点など慶事もストレスとなっています。

過去一年間のストレス度の合計点が、三〇〇点以上なら八〇％以上、三〇〇〜一五〇点では五十数％、一五〇点以内なら三十数％に、翌年に何らかの健康障害が生じる危険性があるというデータがでています。一度、自分のストレス度をチェックしてみて下さい。

## 2 アンケートにみる気分転換法

日本人三万六〇〇〇人を対象にした保健衛生基礎調査で、気分転換の方法は、男では三五歳までは「趣味・スポーツ」が最も多く、三五〜六五歳までは「酒をのむ」が最多でした。しかし、六五歳以上になると「じっと耐える」、「寝てしまう」が圧倒的に多くなります。

女では、全年齢をつうじて「おしゃべり」が断トツで多数を占めます。ただ六五歳以降は、「じっと耐える」、「寝てしまう」がふえてきます。

女は男の三倍は「しゃべる」といわれています（うちの家内は、たぶん一〇倍はしゃべっていると思います）。その理由は、男の子には妊娠後期にテストステロン・シャワーという男性ホルモンを多量にあびる時期があります。この時、左脳が発達抑制を受けます。左脳には言語中枢があるため、相対的に女の子のほうが言語が発達し、よくしゃべるようになるのです。女性は生来的に「しゃべる」ことで、ストレスが解消できるようになっているのです。

## 3）あるがままに―「森田療法」の世界

西欧では、フロイトにはじまる精神分析学が主流で、ストレスを「認識」し、状況を「分析」し、目標をたてた「行動」をとることによって、ストレスに対処することが推奨されています。積極的にストレスに対応し、「異物としてのストレスを排除する」ことが、根本的な治療につながるという考えです。

しかし我々日本人は、一般的に論理的な分析や対応は不得意です。物事に白黒をつけるよりも、灰色のままで置いておく方を好みます。

日本人に向いた対処法として、昭和の初期に精神科医の森田正馬が、神経症の治療法として開発した「森田療法」をご存知ですか？　森田は、神経症の原因となる不安・葛藤は、本来人間的なものであり、あえて除去する必要はないと言っています。ストレスや病気を含め「あるがまま」に事実を認めることが、まず第一です。

そしてその次に、ストレスの原因はそのままにして、それから逃避するのではなく、自分のやりたいことをやっていくのがいいとすすめています。それが「自己実現」であり「目的本位」の生き方であると説きます。

例えば、職場にいやな上司がいたり、思いもかけず病気になったとしても、その事実を「あるがまま」に認めることが大切です。その上で、自分のやりたい仕事や家事に努力するのが、より良く生きることであり、それを続けていくうちに、自然にストレスも消えていくといわれています。

問題が解決できない時には、それを灰色のままでおいておくのも、ひとつの解決法です。あえて白黒をつけなくても、時期がくれば自然と解決するものです。ストレスは「空」の心（こだわらない心）で、受けながすことです。あとは仏さまにまかせておけばいいのです。

## 4）空間をかえる、時間をかえる、立場をかえる

チャールズ＆レイ・イームズ（二〇世紀の著名なデザイナー）が、「パワーズ　オブ　テン」という映画をつくっています。一桁ずつ視点をかえてみると、人間や地球がどうみえるかを描いています。それによると、シカゴの公園で昼寝している男女を一メートルの高さからみた図

を基準にして、一〇メートル上空からみると、人間は画面の五分の一程の大きさになります。一〇〇メートル上空からみると、やっと人間の形が認識できる程度です。さらに一〇〇〇メートルになると、人間はもう見えません。百万キロも離れると、地球も点ほどになります。さらに、一兆キロ離れると、太陽系も点ほどです。一〇〇〇万光年離れると、銀河系すら点ほどの大きさです。宇宙はさらにもっともっと大きいのです。

私たちは、わずか一桁か二桁ていどの差しかない狭い空間でくらしているのです。少し離れてみたら、私たちのかかえている問題なんて、ずいぶん小さくみえるかもしれません。

また、時間をかえて考えてみることもいいと思います。私は、何か問題がおこると、一〇〇年後のことを考えることにしています。一〇〇年後には、今いる人間は誰一人生きていません。一〇〇年後までも、今の問題を覚えている人は誰もいないのです。他人の目をいつまでも気にする必要はないということです。

また時には、立場をかえてみることも必要です。何か問題がでた時に、自分の親ならどう考えるだろう、夫（妻）ならどう考えるだろう、などと考えてみます。また、対人関係が問題なら、相手の立場で考えることもいいと思います。

自分のかかえている問題が、他人の立場からみると、案外どうでもいいような小さいことかもしれません。

ストレスをかかえた時に、自分の内に閉じこもらないで、空間、時間、立場などをかえて考えてみるのも解決につながるものです。周りをかえることができない時には、自分をかえてみることです。

## 5）趣味いろいろ

生涯をつうじて仕事と趣味の両方をもつのが、健康長寿の秘訣といわれています。

現在および過去に、社会の第一線でばりばり働いている（いた）人の趣味を調べてみました（敬称略）。

小渕恵三（芸術鑑賞、牛の置物収集）、小泉純一郎（オペラ、歌舞伎、映画鑑賞）、白洲次郎（ゴルフ、車、木工細工）、大賀典雄（ジェット機操縦）、中野孝次（囲碁）、五木寛之（旅行―仕事も兼ねて、車）、養老孟司（昆虫採集）、河合隼雄（フルート演奏）、羽生善治（水泳、チェス）、大橋巨泉（ゴルフ、海外生活）、片岡鶴太郎（墨彩画）、石坂浩二（プラモデル、絵）、白洲正子（生け花、着物収集）、向田邦子（料理）、鶴見和子（和歌、日舞）、フジ子ヘミング（刺繍、絵）

みんな超多忙な人たちばかりですが、多彩な趣味をもっています。なかにはプロ級の人もいます。男性では一人で没頭するものが多いようですが、女性では、仲間を意識したものが多い傾向にあります。

趣味は好きなこと、楽しいことなら何でもいいのです。ストレス解消のためには、子供の頃にしていた遊びや、子供の頃からしたかった夢などがいいといわれています。

なお、生活習慣の改善もストレス解消のためには大切です。食事、睡眠、入浴、運動などにも留意して下さい。

「一日のストレスは入浴と睡眠で、一週間のストレスは趣味で、一年間のストレスは休暇でとれ」といわれています。

## 6）「遊ぶ」ために生まれてきた

「遊びをせんとや生まれけむ　戯れせんとや生まれけん
　遊ぶ子供の声きけば　わが身さへこそゆるがるれ」

この歌は平安時代の末期に、庶民の間で歌われた今様《いまよう》（当時の流行歌）で、後白河法皇が編纂した『梁塵秘抄』におさめられています。ひとは「遊ぶ」ために、この世に生まれてきたのです。「戯れる」ために生まれたのです。仕事や家事をはなれて、無心に子供のように「遊んで」いるときは、ストレスとは無縁です。

# 第13章　疲れをとる

「疲れを知らない子供のように　時が二人を追い越して行く」という歌（シクラメンのかほり）があります。子供から、大人になるうちに、いつのまにか、みんな疲れがたまっています。統計的には、日本人の六〇％は常に疲れを感じており、そのうち三七％の人は疲労感が六カ月以上続いています。

「疲れでしょうね」と診断すると、患者さんは妙に納得されます。「ああ、やっぱり私は疲れていたんだ」となぜか安心されます。たかが「疲れ」されど「疲れ」です。ストレス、運動不足、不眠、低血圧、紫外線などが疲れの危険因子となります。多病をかかえた人には、放っておけない問題です。

## 1）男の疲れ、女の疲れ

男が「疲れた〜」という時は、大体仕事疲れです。「過労死　KAROSHI」という言葉は、今や「TSUNAMI」とならんで世界語となりました。男は時には命をかけて仕事をしているのです。しかし、ストレスが発散できないと、うつ病、自殺、過労死となります。

男に比べ女のほうが、疲れの訴えが一・五倍多いというデータがあります。女の疲れは、育児疲れ、家事疲れ、介護疲れなどです。いずれも身近な人間相手の疲れです。仕事で疲れた時も、たいてい人間関係のストレスが多いようです。

若いお母さんは、夜もろくに寝ずに赤ちゃんの世話をしています。でも赤ちゃんは日々に成長します。お母さんの表情は、疲れていても晴れやかです。

中年すぎにやってくる家事疲れは、生活の不満です。「主人の食事を毎日つくらなければ、どれだけ楽かな」と言われた患者さんがありました。

同じ頃にやってくる老親の介護疲れは大変です。これが続くと、かなり深刻な結果をもたらします。

## 2）介護疲れのでる人、でない人

介護の現場には、当事者でないとわからない苦労が一杯あります。周りの人が、理解してあげないと、介護疲れの影響は深刻です。介護疲れから介護放棄や虐待へと進んでしまいます。

介護疲れがたまってくると……

食事だけ、お年寄りの部屋へ運ぶが、その他はいっさい面倒をみないお嫁さん。

お風呂やおむつ交換などは、すべてヘルパーさんにしてもらう娘さん。

元気なうちは仲良くくらしていても、お年寄りの手がかかるようになると、とたんに入院させてしまったお嫁さん。

親に家を建ててもらったり、財産を分けてもらうと、とたんに施設へ預けてしまった子供たち。

腕や足に内出血が多数みられるお年寄り（虐待の跡です）。

これらは、実際にあった話です。とくに、お年寄りの介護を奥さんにまかせっ放しで、何も手伝わないご主人のいる家庭は、問題が大きいようです。

介護疲れのでやすい人は、家族の協力が得られない人、家庭が子供中心でまわっている人、不平・不満の多い人、損得勘定のつよい人などです。

しかし、介護保険ができてから、介護は家族の手から社会で支える方向へとかわってきました。介護保険を上手に利用して、上手に手抜きすることが、介護疲れの予防となります。

お年寄りの心理は、たいてい若い人に遠慮しています。迷惑をかけたくないと思っています。不安や悩みも一杯ですが、自分の思いをほとんど語りません。

「子供に迷惑かけたくないから、老人ホームへ入ることにした」と一言、ぽつりと語ってくれたお年寄りの眼に深い憂愁を感じたことがありました。まさに五木寛之さん（作家）のいう「君看よや　双眼の色　語らざれば　憂いなきに似たり」です。お年寄りは眼で語っているのです。それを感じる心のゆとりが必要です。

しかし、認知症が進んでくると、介護がさらに大変となります。介護意欲を減退させるものに、お年寄りの被害妄想があります。「お嫁さんが、お金を盗った」といわれると、お嫁さんはがっかりです。

お年寄りの被害妄想は、自分が最も大切にしているものに対してでるといわれています。女は大体「お金がなくなった」という訴えです。男では「女房が浮気した」という嫉妬妄想です。男と女で大切にしているものが違うのです（男の方が純情なのです）。お年寄りが大切にしているものを、大切にしてあげると被害妄想は減ってきます。

本田桂子さん（料理研究家）は、アルツハイマー病になった父親丹羽文雄さん（昭和の文豪）の介護を一一年も続けていましたが、だんだんと父親が慈愛に満ちた仏さまに見えてきたといっています。ここまでくると、まさに介護の達人です。

## 3）疲れの原因物質は免疫抑制物質

最近の研究で、疲れには免疫抑制物質ＴＧＦ—βが関与していることがわかってきました。ＴＧＦ—βは、疲れた局所だけでなく、血流にのって脳まで達します。脳の前頭葉にある眼窩前頭皮質が疲労を感知する部です。この部がＴＧＦ—βを感知すると、身体に対して「休め」と指令をだします。

「疲れ」は、脳が発している危険信号なのです。これを無視すると免疫能の低下から、本当の病気になってしまいます。疲れた時には、とにかく休んで下さい。なお慢性疲労症候群とは、ＴＧＦ—βが持続的にでている状態です。

最近、脳内のセロトニンが減ると疲労物質の影響を受けやすくなり、うつ病にもかかりやすいことが指摘されました。セロトニンとは、脳内の神経伝達物質であるノルアドレナリン（興奮、不安物質）やドーパミン（快楽物質）の働きを調整するホルモンです。

セロトニンは、必須アミノ酸のトリプトファンから合成されます。疲れた時には、トリプトファンを多く含むバナナ、大豆製品、乳製品などを積極的に摂りましょう。

有田秀穂さん（脳生理学者）は、さらにセロトニンを増やすために、リズム運動（ウォーキングなど）、よく噛む、腹式呼吸、日光浴などが有効と言っています。

## 4）その他の疲労対策

①食事：疲れた時には、ビタミンB1とアミノ酸も補給して下さい。ビタミンB1は、ブドウ糖をエネルギーに変える時に必須のビタミンです。

アミノ酸は、組織の修復に必要な蛋白源です。とくに分子鎖アミノ酸（バリン、ロイシン、イソロイシン）は、筋肉の疲労回復に有効です。

②緑の香り：木の葉に含まれる青葉アルコールや青葉アルデヒドに、癒し効果が認められています。ヒトを使った単純作業を繰り返す実験で、緑の香りを吸うと、疲れにくいという結果がでています。部屋の中に花や木を飾ったり、ガーデニングなどの趣味は、おすすめです。

③入浴・睡眠：「一日の疲れは、入浴と睡眠でとれ」といわれています。疲れを翌日まで持

ちこさないことです。
④紫外線を避ける：紫外線が目からはいると、体内に疲労物質が形成されます。
⑤気分転換：とくに介護疲れには、ストレスの解消が必要です。前述の本田桂子さんは「よく介護し、よく遊べ」といっています。趣味、おしゃべり、運動など何でもいいのです。

## 5）無名兵士の言葉

アメリカ南部の小さな教会に、小さな銘がかけてありました。南北戦争時代に、南軍の兵士だった無名の方の作品です。

いま、この銘は、ニューヨーク大学附属ラスク・リハビリテーション研究所のロビーにかかっています。この詩を、人生に疲れ悩んでいる人に贈ります。

悩める人々への銘（作者不詳）

「大きなことを成し遂げるために
強さを求めたのに

謙遜を学ぶようにと弱さを授かった

偉大なことができるようにと
健康を求めたのに
より良きことをするようにと病気を賜った

幸せになろうとして　富を求めたのに
賢明であるようにと
貧困を授かった

世の人々の称賛を得ようと　成功を求めたのに
得意にならないようにと
失敗を授かった

人生を楽しむために　あらゆるものを求めたのに
あらゆるものを慈しむために

人生を賜った

求めたものは一つとして与えられなかったが
願いはすべて聞き届けられた
私は　もっとも豊かに祝福された」

# 第14章　呼吸法あれこれ

人類はアフリカ大地溝帯の東側で誕生したというイーストサイド物語に対し、最近、人類は水辺で誕生したというアクア仮説がでてきました。アフリカ北西部のチャド湖周辺より、七〇〇万年前の人類とおもわれる化石がでてきたためです。

その説によると、敵に襲われたときに、湖にとびこみ、息を止めたり、水にもぐったりしたことが、人類が自分の意志で呼吸をコントロールできるようになった初めだそうです。

呼吸法は最も古い歴史をもつ健康法です。そして、いつでも、どこでも手軽にできる健康法です。

## 1）人間の呼吸は吸気主体、ヘビは呼気主体

私たちが呼吸をする時に働く呼吸筋には、息を吸うための吸気筋と吐くための呼気筋とがあります。吸気筋には横隔膜と外肋間筋などが、呼気筋には、腹筋群と内肋間筋などがあります。吸気筋のほうが強力なため、息を吐くよりも、吸うほうが楽です。

なお、安静時や睡眠時などの無意識下での呼吸には、横隔膜のみが働いており、呼気は、肺の弾力で自然におこなわれています。

人間を含め、哺乳類のみが横隔膜をもっており、吸気主体の呼吸をおこなっています。

ところがヘビやトカゲは、肋間筋をつかった呼気が主体の呼吸だそうです。おもしろいことに、これは、禅の呼吸と同じです。

## 2）ヨーガの呼吸法―「止息」に注意

ヨーガの歴史は、四〇〇〇～五〇〇〇年も前にさかのぼります。インド人は、輪廻転生を信じており、解脱志向がつよいといわれています。ヨーガは、解脱に到るための修行の手段とし

て発達してきました。

ヨーガの呼吸法の原則は、「呼吸に意識を向ける」ことと「ゆっくりと息を吐く」という二つです。呼吸に意識を向けるほど、呼吸はゆっくりとなります。

ヨーガの代表的な呼吸法に、一対四対二の呼吸法があります。息を吸うのを一、止めるのが四、吐くのが二です。例えば、吸う三秒、止める一二秒、吐く六秒といった具合です。これを、だんだん長くしていきます。

ヨーガの呼吸法では、クンバカ（止息）を重視しており、いかに長く息を止められるかが、修行の成果となります。ちなみに息止めの世界記録は、六分四〇秒だそうです。

さらに呼吸法には、下部呼吸法、中部呼吸法、上部呼吸法、安息呼吸法、完全呼吸法など、修行のレベルに応じて多数の呼吸法があります。

しかし、医学的にみて問題点もありそうです。吸気状態で息を止めると、胸腔内の圧があがり、末梢から肺へ戻ってくる静脈血が減少します。そうすると、心臓より拍出される血液の量が減ります。全身の循環がわるくなります。

健康のためのヨーガは、あまり長く息を止めない方がいいと思います。

## 3）気功の調息—ゆっくりした自然呼吸

気功の歴史も古く、紀元前一〇〇〇年に著された『易経』にすでにまとめられています。

気功では、調身、調息、調心を重視します。「ゆるむ→感じる（気持ちがいい、楽な）→自然にうごく」が気功の基本です。

気功の呼吸は、ゆっくりとした自然呼吸です。ゆっくり吸って、ゆっくり吐きます。身体の内部にたまった有害物や毒素を吐き出し、新鮮な外気を取り込み、それを経絡をとおして、身体のすみずみに行きわたらせます。

心臓もゆっくりさせ、身体の新陳代謝をおさえて、寿命を延ばすのが目的です。

ゆっくりとしたあくびも呼吸法のひとつです。また、両手を左右に開いて息を吸い、両手を閉じて息を吐く呼吸法や、両手を頭上にあげて息を吸い、下におろして息を吐くというやり方などいろいろありますが、あくまでリラックスしておこないます。

医学的に、あくびは、肺胞の虚脱を防ぐのに有効です。とくに仕事がデスク・ワーク主体の方や、ストレスの多い方は、呼吸が浅くなっています。呼吸が浅いと、肺胞がつぶれ、換気量が減少してきます。時々はあくびをして下さい。

気功は、忙しくてストレスの多い方に向いていると思います。

## 4）釈尊の呼吸法―出息長・入息短の呼吸

お釈迦さまは今から約二五〇〇年前の方です。二九歳で出家し、三五歳で悟りをひらくまで、ずっと苦行を続けていました。しかし、肉体の苦行からは何も得られないと考えられ、ブッダガヤの菩提樹の下で七日間、足を組んで瞑想され、まもなく悟りをひらかれました。

その後、釈尊がおこなっていた呼吸法が、大安般守経というお経に残っています。

「弟子たちよ、入息出息を念ずることを実習するがよい。かくするならば、身体は疲れず、眼も患まず、観《かんが》へるままにたのしみて住み、あだなる楽しみに染まぬことを覚えるであろう」といわれ、正しい呼吸こそは、悟りへの道と説かれました。

釈尊の呼吸法は、数息《すそく》、相随《そうずい》、止、観、還、浄の六段階からなっています。

最初の数息とは、「ヒトーツ」、「フターツ」と数をかぞえながら、ゆっくり息を吐きます。これを、一から一〇まで、くりかえします。この時、意識は、呼吸に向けられているので、雑念はおこりません。

次の相随では、数をかぞえなくても、もっとながい呼気ができるようになります。

さらに、止では意（こころ）を安定させ、観では不必要な念（おもい）を意から離れさせ、還は意を一つに向け、浄は以上を実践する、といわれています。

釈尊は、出息長・入息短の呼吸を重視されました。とりわけ、ゆっくりとした長い呼気が大切です。これを、アナパーナ・サチの呼吸法といいます。サンスクリット語で、ａｎａは入息、ａｐａｎａは出息、ｓａｔｉは守意という意味です。

本川達雄（動物生理学者）著『ゾウの時間ネズミの時間』という本によれば、あらゆる動物は、一生の間に五億回の呼吸をすると寿命がつきるそうです。早く息をすると寿命はちぢまり、ゆっくりと息をすると寿命は長くなります。

釈尊は、当時としては異例の八〇歳まで長生きされました。三五歳から一生つづけていたアナパーナ・サチが良かったのでしょうか。また、僧侶の平均寿命は最も長いことが知られていますが、毎日おこなう読経は典型的な出息長の呼吸です。

## 5）禅の丹田呼吸法―腹筋をつかう

禅は、六世紀の中国の達磨大師にはじまり、鎌倉時代に日本にはいってきました。

坐禅を組むとき丹田呼吸をしますが、これは釈尊の呼吸法が原型です。

丹田とは臍下四～一〇センチ、表面より一〇センチほど中へはいった下腹部です。

鼻から吸った息を、下腹部の腹筋に力をいれながら、ゆっくりと口（または鼻）から吐いていきます。この時、上腹部には力がはいらないようにします。また吐きながら、だんだん肛門を閉めていきます。なお、吐く時には、少し前かがみの姿勢をとります。

意識を吐くことに集中して十分に吐ききると、吸気は、リラックスした状態で、自然と空気がはいってきます。なお吸気の初めには肛門の力をゆるめ、姿勢ももとにもどします。

吸気対呼気の時間は、一対二から始めて、徐々に一対四くらいにしていきます。

丹田呼吸法をしている時には、脳波はα波（リラックス波）になっています。そして丹田呼吸をおえたあとには、すっきりとした爽快感が残ります。

大人の安静時の一回換気量は、男女とも約五〇〇ミリリットルです。この時には、横隔膜しか働いていません。しかし腹筋をつかった丹田呼吸では、さらに男では一七〇〇ミリリットル、女では一〇〇〇ミリリットルほど、息を吐くことができます。

人間の鼻から気管支までの間は、死腔とよばれ約一五〇ミリリットルあります。死腔は、換気には関係しません。従って、「ハアーハアー」とした浅い呼吸では、十分な換気ができません。

丹田呼吸法は、健康な時でも、慢性閉塞性肺疾患などの病気になった時でも役立つ呼吸法です。

なお吸気は必ず鼻からです。外気中の埃や細菌を浄化し、空気に温度と湿度を与えるためです。口呼吸は、有害です。また呼気も、体内からの水分の蒸発や熱の放散を抑えるためには、鼻の方がいいといわれていますが、ゆっくりとした呼気は口の方がやり易いようです。

## 6）恐竜の気嚢システム

二〇〇六年夏、東京であった「世界最大の恐竜博」をみてきました。中生代ジュラ紀に棲息していたスーパーサウルスの実物化石は、全長三三メートルもあり、感激しました。

スーパーサウルスの長い頚骨から肋骨にかけて、骨のなかに空洞が多数ありました。これは、恐竜が、気嚢システムをもっていた証拠だそうです。現在では、鳥がもっている呼吸システムです。

気嚢システムとは、肺の前後に空気のはいった気嚢があり、呼気のときにも、後ろの気嚢から、肺へ新鮮な空気が流れ込んできます。そのため吸気でも呼気でもガス交換ができます。非常にすぐれた呼吸システムです。

恐竜が誕生した中生代三畳紀は、酸素濃度が低い時代でしたので、環境に適した気嚢システムをもった恐竜が進化したのです。

酸素濃度があがってきたジュラ紀には、効率のよい呼吸システムのおかげで、恐竜は巨大化でき、スーパーサウルスの寿命は一〇〇～二〇〇年もあったといわれています。

# 第15章　禁煙で息災

たばこは、一四九二年コロンブスがアメリカ大陸を発見した時に、原住民が吸っていたものをヨーロッパに持ち帰ったものです。日本へは一五九九年南蛮船によってもたらされました。

現在、世界で喫煙率の高い国は、一位韓国、二位ロシア、三位中国、四位日本です。日本では、たばこが原因で死亡する人が、年間一一万人もいます。

たばこは、「病気の原因のなかで、予防できる最大の単一の原因」（ＷＨＯ）です。

喫煙者の方は、自分の健康に自信があるか、あるいは無関心かのどちらかだと思います。でも喫煙者の七〇％は、たばこをやめたいと思っています。子供ができた時、たばこ臭いといわれた時、咳や痰がつづく時、階段をあがったら息切れがした時、たばこ好きの知人が病気になった時、自分の健康に少し不安になった時などが、たばこをやめるチャンスです。

現在、禁煙補助剤としてニコチンパッチが発売されており、禁煙がずいぶん楽になりました。二〇〇六年四月より、病院で受ける禁煙指導に医療保険がつかえるようになりました。これを機会に、ぜひ禁煙に挑戦してみて下さい。

## 1）禁煙の効果（米国肺協会）―時間の経過とともに

たばこをやめて

①二〇分↓血圧、脈が正常になる
②八時間↓血液中の酸素濃度が正常になる
③二四時間↓心筋梗塞のリスクが減る
④四八時間↓味覚、臭覚が回復しはじめる
⑤四八〜七二時間↓ニコチンが身体から完全にぬける
⑥二週間〜三カ月↓循環機能が改善し、歩行が楽になる
⑦一〜九カ月↓咳、息切れ、疲労が改善する
⑧五年↓肺がんのリスクが半分に減る
⑨一〇年↓肺がんのリスクが非喫煙者と同程度になる

禁煙しても、たばこの害がすっかり無くなるには一〇年もかかるのです。

## 2）たばこの害は、こんなにある

①がん死の危険性がふえる：喉頭がん三二・五倍、肺がん四・五倍、口内がん二・九倍、食道がん二・二倍、すい臓がん一・六倍、膀胱がん一・六倍、子宮頸がん一・六倍、胃がん一・五倍、肝臓がん一・五倍

喫煙指数（一日のたばこの本数×喫煙年数）が六〇〇をこえると、肺がん・喉頭がんになるといわれています。したがって、たばこを吸いはじめた年齢が若いほど、長期間発がん刺激をうけることになり、発がんのリスクは何倍にも増大します。子供や若年者のたばこは、厳禁です。

②心筋梗塞になりやすい

たばこ一本吸うと、血圧は一〇〜一五％あがり、脈拍は四〇％ふえ、心臓への負担が大きくなります。

③肺気腫・慢性気管支炎になる

たばこを吸いつづけると、約半数の人は肺気腫となります。階段をあがったり、少し走ったりすると、すぐに息切れがします。咳、痰もつづきます。早い人では、三〇歳代で肺気腫になります。放っておくと酸素吸入器なしには生活できなくなります。

④胃潰瘍・十二指腸潰瘍が治らない

たばこを吸っていると、死亡率は約二倍に、再発率は六倍にもなります。

ウサギを使った実験で、たばこを吸っている時、胃は真っ白になっています。これは、ニコチンのため血管が収縮し、胃へ血液が流れなくなっているためです。

⑤アルツハイマー病になりやすい

オランダの研究で、喫煙にともなうアルツハイマー病の相対危険度は、二・三倍でした。

⑥肌の老化がすすむ

喫煙は女性ホルモンの分泌を抑え、肌のつや、潤いを失わせ、しわの多いいわゆる「たばこ顔」となります。

⑦寿命を縮める

たばこ一本につき、五分三〇秒寿命が縮むそうです。イギリスの医師三万四四三九名を五〇年間追跡した調査では、七〇歳の時、非喫煙者は八一％生存したのに対し、喫煙者は五八％でした。また五〇％生存ラインをみると、喫煙者と非喫煙者との間には、一〇年の余命の差がありました。

## 3）受動喫煙の迷惑、被害

最近、ある製薬会社がおこなった調査で、男性の七割、女性の五割が、結婚相手には非喫煙者を望んでいます。

たばこを吸うご主人の奥さんは、自分はたばこを吸わなくても、肺がんになる危険性が二倍になります。また妊婦さんは、流産や早産がふえ、子供は喘息になります。

たばこの先端からでる副流煙のなかには、主流煙よりも発がん物質のタールが三・四倍、ベンズピレンが三・七倍、ニトロソアミンが五二倍も多く含まれています。たばこを吸う人は、誰にも迷惑をかけていないと考えていますが、実際には、周りの人に多大の迷惑をかけているのです。

二〇〇五年、ブータン王国は、世界で初めて国中を禁煙としました。

日本でも、平成十五年五月に健康増進法が施行され、その第二五条に「受動喫煙の防止」が明記されました。「学校、病院、官公庁、百貨店、劇場、飲食店など多数の人が利用する施設の管理者は、必要な措置を講ずる」よう定められました。だんだん社会の禁煙環境が整ってきています。

## 4）たばこ依存症は、もはや病気

現在、たばこは「ニコチン依存症」という病気と考えられています。ニコチンがきれると、イライラ、不安感、頭痛、どうき、手のふるえなどの禁断症状があらわれます。

もうひとつ「心理的依存」もあります。喫煙者は、たばこがないと落ち着かない、たばこは唯一の楽しみ、などと考えており、たばこの害も自分だけは大丈夫だろうと思っています。

日常の患者さんのなかにも、血圧が高かったり、糖尿病があっても、「症状がないから」といって治療をうけない方が時におられます。こういう方に限って、ふだんは「早く死んでもいい」とひらきなおっていますが、いざ脳卒中や眼底出血をおこすと、何とかしてくれと懇願されます。しかし、もう遅いのです。

人間には、自分に都合の悪い情報を無視するという心理が無意識にはたらくようです。

先日、防災関係の本を読んでいましたら、大地震がきて何千人もの人が亡くなっても、自分だけは助かるだろうとみんな考えているそうです。たばこを吸う人も、自分だけは病気にならないと考えているのでしょうか？

## 5）ニコチンパッチの使い方

ニコチンパッチが発売されてから、「ニコチン依存症」による禁断症状のコントロールが容易となり、禁煙がずいぶん楽になりました。「ニコチン依存度」のつよい方ほど有効です。ニコチンパッチは、通常「大」を毎日一枚、四週間つかい、その後「中」を二週間、「小」を二週間つかいます。なお、重症の心臓病の方と妊婦さんは使用できません。

ニコチンパッチの使い方（『完全禁煙マニュアル』より）

①朝おきて、たばこを吸いたくなったら、貼る
②夜、寝る前にはがす
③貼る場所を毎日変える
④ニコチンパッチの使用中は、たばこは吸わない
⑤ニコチンパッチの副作用は、「不眠・夢」と「かぶれ」です。

## 6）減煙より禁煙が楽

減煙より禁煙のほうが簡単です。禁煙を長くつづけるためには、「一本くらいいいかな」という誘惑に負けないことです。

喫煙の再開は、社会的圧力、気分のおちこみ、対人関係の悪化、などがきっかけになることが多いようです。精神的に緊張しない、人と争わない、気分転換を図るなどの注意が必要です。

禁煙環境を整える

①たばこ、ライター、灰皿を処分する
②宴会にはいかない
③パチンコや喫茶店など、たばこの煙の多い場所にはいかない

万一たばこを吸いたくなった時

①冷たい水や熱いお茶をのむ（かなり効果的です）
②深呼吸をする

③身体を動かす
④歯をみがく

## 7）大漁のものさし

「朝焼小焼だ
大漁だ。
大羽鰮《おおばいわし》の
大漁だ。

浜はまつりの
ようだけど
海のなかでは
何万の
鰮のとむらい
するだろう。」

これは、童謡詩人金子みすゞの「大漁」という詩です。彼女の詩は、どれも最後の数行に「どきっ」とさせられます。この詩も一度読んだら忘れられないものです。

大漁は人間のものさしです。魚のものさしでみると、この詩のようになります。

人間は、他の動物や植物との共生があって初めて生きていけるということ、そして弱いものや小さいものへの思いやりが大切だということを教えてくれる詩です。

たばこを吸う人も、自分だけで生きているのではありません。時には、立場をかえて、まわりの人たちの気持ちも考えてほしいものです。

## 男の脳と女の脳

私の趣味はガーデニングです。イングリッシュ・ガーデンをつくっています。ガーデニングの労力の大半は、草とりと水やりです。いずれも忍耐力が必要な仕事です。暑くても寒くても庭へでていきます。虫に刺されても、バラの棘が刺さっても、庭へでます。禅では、庭も修行の場と考えているそうですが、ガーデニングを始めてから、あらためて忍耐ということを学びました。

私は、草とりをしている時は、何も考えず、無心でやっています。先日、曽野綾子さんのエッセイを読んでいましたら、曽野さんは、草とりをしながら、いろんなことを考えているのだそうです。

その時、ひょっとしたらこれは、男の脳と女の脳の働きが違うためかなと思いました。ある日のこと、自宅の洗面所で、家内が歯磨きをしていました。その様子をみていますと、右手は、歯ブラシを動かしていますが、左手は、鏡をみながら頭の白髪をぬいています。さらに驚いたことに、両足は足踏み運動をしています。同時に三つのことをしているのです。

こんなことは男にはできません。男は一度にひとつのことしかできません。『話を聞かない男、地図が読めない女』という本がありますが、「話を聞かない男」は何かしている男なのです。新聞を読んだり、テレビをみている時に、何か話しかけられても、対応できないのです。男の脳は、ひとつのことに集中するようにできています。

それに対し女の脳は、同時にいくつかのことを平行しておこなうことができます。例えば、女が話をしている時には、左脳と右脳の両方を使っています。だから女が脳卒中になっても、完全な失語症にはなりません。男は、言語中枢のある左脳がやられると、完全な失語症となります。

また当院のデイケアに参加されているお年寄りをみていますと、男はどうも一人で孤立しがちです。押し黙ってしまい、あまり話そうとしない方が多々あります。とくに昔、社長さん、校長さん、署長さんだった方に多いようです。こういう方は脳が働いていません。

しかし女は、初対面の相手であっても、すぐに話がはずみます。明るく、社交的で、年をとっても、そこそこの家事能力を備えています。

この差は、脳がどれだけ働いているかという差です。ひょっとしたら、女の方が長生きなのは、脳の働きの差かもしれません。

# 第16章　皮膚の老化を遅らせる

いつまでも気は若いと思っていても、身体の老化はいつのまにか進んでいるものです。皮膚、目、歯などの老化は気がつきやすいものですが、眉毛や鼻毛がのびる、耳に毛がはえる、爪にタテ線がはいる、冷たい空気を吸ったり、味噌汁の湯気などで鼻水がでる、なども老化現象だということをご存知ですか？

皮膚の老化は、自然な老化に紫外線による影響が加わったものです。

赤ちゃんの肌は「絹のハンカチ」ですが、お年寄りの日にあたらない肌は「ティッシュ・ペーパー」、お年寄りの日にあたる手や顔は「ボール紙」となってきます。

しかし最近の研究で、皮膚の老化も遅らせることができるとわかってきました。

## 1）皮膚の構造―面の皮は薄い

皮膚は、表皮、真皮、皮下組織の三層からなります。

表皮は、表面より角層、角化細胞、基底細胞からなっており、バリア機能（外から病原菌やウイルスがはいらない、身体の内部の水分が蒸発しない、など）を担っています。

また基底細胞内には、メラニン色素細胞があり、皮膚の色をきめたり、シミ、ソバカスなどの色素沈着症の原因となります。

角層は、足の踵では一〇〇層以上ありますが、顔では一〇層以下で、少しの刺激ですぐに傷つきます。「面の皮」の厚い方もいますが、実際には、身体のなかで顔は、角層が最も薄い部です（正確には、最も薄いのは、外陰部で四〜五層です）。

真皮は、コラーゲン線維、弾力線維、ヒアルロン酸、神経、血管などからなっています。表皮を支え、表皮に栄養を与え、痛み、熱さなどの外部刺激を感じる部です。

皮下組織には、脂肪細胞が多く、皮膚と筋肉・骨との間にはさまってクッション役をはたします。

## 2）皮膚の老化とは

皮膚は二〇歳頃までは、みんなきれいです。二〇歳をすぎるとシミができてきます。アンデスなどの高地で生活している少女は、紫外線の影響で、二〇歳くらいでみんなシワシワになっています。

紫外線のあたる顔、頚、手などは、どんどん光老化（＝紫外線の慢性障害）がすすみます。逆に、光のあたらない胸部、腹部、臀部などは、自然な老化を示します。

光老化には、

①シミ（老人性色素斑）

②しわ、たるみ

③毛孔開大

④日光角化症

などがあります。荒れてごつごつと肥厚した皮膚に、シミ、しわ、黒っぽい毛穴、イボなどのいろいろなできものが多彩に存在しており、皮膚も黄色っぽくなっています。皮膚の黄色は、真皮内に変性した弾力線維がふえているためです。

自然の老化には
①皮膚の萎縮
②皮膚の乾燥
③真皮内の毛細血管の拡張、脆弱化
④老人性血管腫
などがあります。皮膚はうすくカサカサし、弾力性がなく裂けやすくなっています。皮膚の下の血管が透けてみえます。また、こすったり、ぶつけたりすると、すぐに出血します。

## 3）皮膚の老化対策―スキンケアと栄養補給

皮膚の老化予防のためには、ふだんからのスキンケアと、栄養補給が大切です。光老化は、紫外線を避けることにより、ほぼ予防できます。自然老化も、以下の項目に注意することにより、ある程度予防できます。
①紫外線には、できるだけあたらない：最も大切です。

②皮膚を乾燥させない：角層に水分を補給しておくことが、「みずみずしい肌」につながります。いくら水分を飲んでも、角層には届きません。毎日二〜三回、保湿クリームを塗っておくのが、ベストです。入浴後も、一五分以内には塗って下さい。冬場は、とくに空気も乾燥するので、しっかり塗っておくと、皮膚病の予防につながります。

③皮膚を刺激しない、こすらない：お風呂では、ゴシゴシとこすりすぎないことです。ナイロンタオルは、使わないように。手のひらで洗うのが、肌には一番やさしいのです。石鹸の使用も、頭、顔、頚、腋下、股、足など、皮脂の多い部分や汚れやすい部分だけにして下さい。

また、痒いときに爪でかくと、皮膚を傷つけます。痒いときには、氷枕で冷やすと痒みが楽になります。乾布摩擦も、皮膚を傷つけるだけで有害です。

④けがをしない、皮膚炎にならない：けがをした部分に、皮膚がんができることがあります。

⑤血流を改善する、血管を丈夫にする：マッサージやお風呂が効果的です。

⑥適度の汗をかく：運動して汗をかくことも、皮膚の保湿に役立ちます。

⑦ストレス・睡眠不足に注意：ストレスや睡眠不足は、肌あれの原因になります。

⑧栄養補給：

（１）動物性蛋白：表皮の角層、毛、爪はケラチン蛋白からなっています。不足すると毛や爪がもろくなります。ケラチン蛋白には硫黄が含まれていますが、硫黄を含む蛋白は動物性蛋白のみです。時には肉も食べて下さい。

（2）ビタミンA：皮膚の乾燥予防に大切です。

（3）ビタミンB2：美容のビタミンといわれており、皮膚の新陳代謝を活発にします。

（4）ビタミンC：美白のビタミンとして有名で、色素沈着をうすくします。また真皮のコラーゲンをつくったり、血管の壁を丈夫にするのにも役立っています。

（5）ビタミンE：皮膚の血流を改善します。

（6）抗酸化物質：紫外線などによる活性酸素の害を減らすのに有効です。

## 4）学びつづける

「少《わか》くして学べば、即ち壮にして為《な》すこと有り
壮にして学べば、即ち老いて衰《おとろ》えず
老いて学べば、即ち死して朽《く》ちず」

これは江戸時代の儒学者、佐藤一斎が著した『言志四録』にある言葉です。老いを認めたう

えで、学びつづけることの大切さを説いたものです。佐藤一斎は、当時としては異例の八八歳まで長生きしました。

皮膚の老化予防も大事ですが、人は一生学びつづけることが、健康長寿につながります。見かけの若さよりも、やはり中身です。

# 老いについて

今のお年寄りは、言いたいことも言えず、聞きたいことも聞けずに、じっと我慢している方が多いように思えます。お年寄りの役割、存在意義などをもっと強調してもいいのではないでしょうか。

人類の進化のなかで、「おばあちゃん仮説」というのがあります。人類が誕生して五〇〇万年といわれていますが、今までに十数種類の人類が存在していました。しかし、ことごとく絶滅してしまい、現在まで生き残ったのは、我々ホモ・サピエンスのみです。

生き残った理由として、「ホモ・サピエンスは少し寿命が長かった。そのため、おばあちゃんが孫の面倒をみることができた。子育ての知恵を教えることができた。その結果、子供の生存率が向上して、現在の繁栄につながった」というのが「おばあちゃん仮説」です。つまり、お年寄りが居てくれるから、今の人類が繁栄できるのです。

古代ギリシャに、「ミネルバのふくろうは、日暮れに飛び立つ」という言葉があります。ミネルバとは、古代ギリシャの知恵の女神です。

日本の『万葉集』にも、「ものみなは　あたらしきよし　ただひとは　ふりたるのみぞ　よろしかるべき」と歌われています。

『徒然草』にも、「老いて、智の、若きにまされる事、若くして、かたちの、老いたるにまされるが如し」とあります。

昔から、お年寄りの知恵には価値がありました。現在、これを「結晶性知能」と呼んでいます。結晶が長い時間をかけて少しずつ成長するように、長い人生で蓄えた経験や知恵から総合的に判断する能力は、年をとってものびていきます。

このお年寄りの知恵こそが、今もっとも大事にすべきものと思います。赤瀬川原平さんは、「老人は家の守り神」と書かれた看板を街角でみかけたそうです。まさに、お年寄りの知恵は、人類の守り神なのです。

現代は、アメリカの文化＝若さの文化の時代です。スピード、強さ、能率などに価値をおく時代です。スポーツや経済の分野では、とくにそうです。しかし、若さに価値をおくと、「いつまでも、若くありたい」という考えになってしまいます。それでは、いつまでたっても老いからの逃避になってしまいます。

立川昭二さん（医療史研究家）によれば、江戸時代は熟練した技能や経験などに価値があると考えられた時代でした。老いの文化が栄えた時代でした。江戸時代には、老後のことを老入《おいれ》といいました。年をとることに積極的な意義を感じていたのです。お年寄りが尊敬され、役割をもち、大事にされた時代でした。

そして老いの究極は、「居るだけでいい」という存在感だと思います。良寛さんは、ふだんは国上山の五合庵に住んでいましたが、時々ふもとの庄屋さんの家へ泊まりにいきました。その時、べつに説教も何もしないのに、家の内が、召し使いにいたるまで穏やかになったそうです。良寛さんが居るだけで、みんなが和み、安心したのです。

これこそが、老いの究極の力だと思います。みんながお年寄りの知恵を大事にし、最後は、お年寄りが「居るだけ」でみんなが和み安心する。そんな社会こそが、真に成熟した社会だろうと思います。

# 第17章　紫外線をさける

現在、地球の環境破壊が進行し、成層圏のオゾン層が減少しています。南極上空のオゾン・ホールが徐々に拡大し、ときには南米チリの上空にまで達しています。オゾン層が減ると、地表にとどく紫外線が増えてきます。ある報告によれば、最近二〇年間の年平均紫外線量が、六〜一四％も増えているそうです。紫外線の恐怖が現実になりつつあります。

## 1）紫外線のつよい時期、時間を知る

太陽光線のなかには、可視光線より波長の長い赤外線と、波長の短い紫外線が含まれています。紫外線も、波長の長いほうから、紫外線―A波（UV―A）、紫外線―B波（UV―B）

および紫外線―C波（UV―C）の三種類に分類されています。

UV―Cは、大気中のオゾン層で吸収されますので、実際に地上にとどくのは、UV―AとUV―Bです。

紫外線のつよさは、一年のうちでは、日照時間の最も長い夏至の頃が最大となります。八月の最も暑いころよりも、六月～七月のほうがつよいのです。

一日のうちでは、太陽が最も高くあがる午前一〇時～午後二時頃が最大となります。

天気との関係では、晴天時が最大で、うす曇りは八～九割、曇りは六割、雨の日は三割に減少します。

また紫外線には、上空から直接降り注ぐ直射光以外に、大気中の空気分子にぶつかって散乱してくる散乱光と、地表で反射してくる反射光とがあります。

散乱光は、地上に達する紫外線の六割と最も多くを占め、たとえ木陰にいても、青空がみえている場所では降り注いでいます。

また反射光は、地面の状態により異なります。反射率は、新雪八〇％、砂浜一〇～二五％、水面一〇～二〇％、コンクリート・アスファルト一〇％、草地、土面一〇％以下などといわれており、スキーや海水浴などでは、たとえ木陰や日傘があったとしても日焼けします。

## 2）紫外線の害は多岐にわたる

①日焼け：主にUV—Bの影響です。UV—Bは皮膚の表皮まで到達し、皮膚のやけどをおこします。

②シミ（老人性色素斑）：UV—Aは皮膚の真皮まで到達し、シミの原因となります。六〇歳以上の方では、ほぼ全員にみられます。皮膚の基底層にある色素細胞内のメラニン顆粒がふえている状態です。

③しわ、たるみ：光老化といわれています。紫外線により真皮内の線維芽細胞がつくるコラーゲンの量が減少し、さらにコラーゲン分解酵素の働きも活発となって、真皮内のコラーゲン量が全体的に減少してきます。また弾力性をたもつエラスチンも変性し、かたまりをつくった状態です。

④皮膚がん：主にUV—Bが関係し、UV—Aも促進因子となります。紫外線が表皮基底層にある分裂細胞の遺伝子（DNA）を障害するためです。

皮膚がんは、黒人や黄色人種に比べ、白人に圧倒的に多く発生します。日本人でも、色白で日に当たるとすぐに赤くなり、数日後にはまた元にもどるタイプの方が要注意です。

皮膚がんは、紫外線の生涯暴露量（一生のうちにあびる量）が関係するといわれており、子供の頃からの注意が必要です。

⑤白内障：紫外線が眼からはいると、水晶体が混濁し、白内障となります。屋外で仕事をする人や高齢者でよくみられます。

現在、白内障により失明した人は、全世界で一七〇〇万人、うち二〇％が紫外線によるものと考えられています。開発途上国では、失明の第一原因です。

⑥免疫能の低下：紫外線をあびた後は、全身の免疫能が低下することが知られています。海水浴後に口唇ヘルペスや帯状疱疹にかかったり、風邪がこじれたりします。

⑦疲れ：最近、目から紫外線がはいるだけで、体内に疲労物質がたまり、疲れやすくなるということもわかってきました。

## 3）紫外線対策あれこれ

①紫外線の多い時期や時間は外出しない：外出は、朝か夕方以降にしましょう。

②日光浴は一〇～一五分まで：以前は、日光浴が薦められていましたが、最近では日光にはできるだけあたらない方がいいという考えになってきました。日光にあたると、皮膚にビタミ

ンDがふえ、骨が丈夫になるというメリットはありますが、害の方が大きいのです。
もし日光浴をするなら、一日一〇～一五分までです。
③皮膚を露出させない：紫外線対策用の帽子、長袖、手袋、サングラスなどを必ず着用しましょう。
④日焼け止めクリームを塗る：日焼け止めクリームには、UV—Bのブロック度をあらわすSPFと、UV—Aのブロック度をあらわすPAがあります。
最近のクリームには、紫外線吸収剤（紫外線を吸収して、肌に届かないようにする）と紫外線反射剤（紫外線を反射し、肌に届かないようにする）の両者が含まれています。紫外線吸収剤は、まれに光アレルギーをおこす可能性がありますので、アトピーなど肌の弱い方や子供には、「紫外線吸収剤無配合」と表示された製品が無難です。

また、塗るときには十分な量を使い、二～三時間おきに塗りなおすことが必要です。
⑤ビタミンDを食事から補う：ビタミンD不足とならないために、食事から摂取する必要があります。ビタミンDの多い食品は、魚の肝油、いわし、にしん、さけ、まぐろ、牛乳、乳製品などです。

## 4）美肌を保つために

美肌とは、表皮表面の角層の状態がいいものをいいます。これは皮膚の新陳代謝が良好に保たれている証拠で、この時、肌にはつやがあり、光を均一に反射して、美肌となります。もちろん美肌は健康肌です。

表皮の細胞は、四週間で新しく入れ替わっています。

皮膚炎があったり、皮膚をつよくこすったりすると、皮膚の新陳代謝は速くなり、角層は不全角化（未熟な角質）状態となって、バリア機能が低下します。

また年をとると、新陳代謝は遅くなります。角層は厚くなり、くすんできます。細胞間脂質（セラミド）も減り、皮膚が乾燥してきます。

美肌を保つためには、ふだんからのお肌の手入れ（とくに皮膚を乾燥させないこと、お風呂でゴシゴシ洗い過ぎないこと、入浴後に乳液などをはやく塗っておくこと、など）、食事の注意（たんぱく質―動物性たんぱく質も必要、ビタミンA、B2、C、Eなどを十分にとること）、それに紫外線にあたらないことが大切です。

## 5) 小野小町の歌

世界三大美人といえば、クレオパトラ、楊貴妃、小野小町ですが、小野小町は、秋田出身といわれており、色白でした。秋田美人は、白人よりも色が白いというデータがあるそうです。

「花の色は　移りにけりな　いたづらに
我が身世にふる　ながめせし間に」

これは小野小町の有名な歌です。雨にうたれて散っていく桜をみながら、恋人のおとずれもなく、空しく老いていく自分の姿を嘆いたものとされています。
美人でも、そうでなくても、年をとればみんな同じなのです。老いは平等です。

# 笑って死ねますか

あなたは、笑って死ねますか？　意識がなくなれば、笑顔などつくれるはずがありませんよね。私は医者になってから、ずいぶん多くの方の臨終に立ち会ってきましたが、ほとんどの方は、穏やかな死に顔をされていました。

先日、長い間診てきた九三歳の女性が、がんで亡くなりました。最後の二週間ほど病院へ入院されていました。お通夜の時に、お顔を拝ませてもらいましたが、なんと笑顔なのです。その方が元気だった頃と同じ、笑顔なのです。白い歯が笑っていました。初めての経験でした。お通夜なのに家族の方もみんな笑顔でした。

上野正彦さん（東京都監察医務院医師）は、その著書のなかで、一万二〇〇〇人もの人を解剖したけど、笑顔の人は一例もなかったと述べています。

その方は、何にでも感謝する方でした。「今日は、身体の調子はどうですか」と聞くと、必ず「ありがとうございます。今日は、・・・です。」といった具合に、「ありがとう」から始まって、最後も「ありがとう」という言葉で終わっていました。周りの人に、感謝・感謝の生活だったのでしょうね。

それに対して、病院に勤務していた時に、非常に苦しそうな顔をして亡くなった方がおられました。六五歳の男性で、肝硬変症でした。歯を食いしばって、本当に苦しそうな様子は、この方以外に記憶にありません。

奥さんも非常に悲しそうで、つらそうな顔をされていました。ご主人が亡くなったのですから、悲しいのは当然です。でも、表情の暗さが尋常ではありませんでした。私はつい「どうしたのですか？」と聞いてみました。そうすると、奥さんは、驚くべきことを言われました。「主人が死ぬ前に〝死んだら、怨んででてやる〟と言い残した」と、ぽつんと言われたのです。

私は、言葉がでませんでした。死ぬ時の言葉は、残された遺族の心のなかに、いつまでも残るものです。決して言ってはならない言葉もあると思いました。

今生の別れですから、せめて「ありがとう」の一言は言って死にたいものです。それが、残された遺族には、大きな慰めとなります。何物にもかえがたい最大の遺産になります。

対照的な二人の患者さんの死に際が、いろんなことを教えてくれました。

# 第18章　蚊に刺されないように

「ねぶたしと思ひて、臥《ふ》したるに、蚊の細声《ほそごえ》に名のりて、顔のもとに飛びありくは、羽風《はかぜ》さえその身のほどに、いとにくけれ」

これは、『枕草子』の一節です。平安時代、清少納言も蚊に悩まされていました。

蚊は、恐竜時代よりずっと生息しており、映画「ジュラシックパーク」のテーマともなりました。人類は誕生以来、蚊に悩まされつづけてきたわけです。マラリア、フィラリア、黄熱病、デング熱、日本脳炎、ウエストナイル熱（脳炎）などの運び屋として、蚊は人類の歴史を大きく左右してきました。

地球の温暖化で、蚊の生息域が北上しています。蚊の数が一定数をこえると、病気が爆発的にふえると懸念されています。蚊に刺されないためには、蚊の生態を知ることが一番です。もちろん、蚊に刺されないことが病気の予防につながります。

## 1）蚊の種類と生態

全世界では、蚊は三一四六種類もいます。これだけ種類が多いのも、蚊が各地の環境に適応し、太古から進化をつづけている証拠です。

私たちの身近にいる代表的な蚊は、

①ヒトスジシマカ：小型で黒色。胸背に一本の白い縦スジがあります。やぶや郊外住宅の庭などに住むヤブカで、昼間に吸血します。

雨水のたまった空き缶、古タイヤ、竹株、お墓の花立などの小水域から発生します。移動距離は、約一〇〇メートルで、餌がくるのを待ち構えて吸血するタイプです。

②アカイエカ：胸部が淡赤褐色で、体長五・五ミリほどの中型。住宅地に多く生息し、夜行性で室内へ入って、夜、吸血します。吸血後は体が重くなって飛べないため、しばらくは家の壁などにとまって、水分を排出し血液を濃縮しています。

発生源は、側溝、防火用水、汚水槽などの中水域です。

③チカイエカ：都市に住む蚊。アカイエカに似ています。低温につよく、冬でも活動し吸血

します。水洗トイレの浄化槽、ビルの地下のたまり水、地下鉄の線路際の溝などに一年中発生します。

④シナハマダラカ：翅《はね》に黒白のまだらがあります。発生源は、水田や湖沼などの大水域です。牛や馬などの大動物からよく吸血しますが、夜間、家の内外で人も刺します。また、移動距離も長く、餌をもとめて、時には一キロも飛んでいきます。

蚊は、卵の時期が一～二日、ボウフラの時期が七～一〇日、サナギ（オニボウフラ）の時期が二～三日で、成虫となります。成虫の寿命は、ふつう十数日～一カ月くらいですが、イエカの仲間は、冬は成虫のままで越冬します。

オスもメスも、普段は花の蜜や樹液などを餌にしていますが、メスは、産卵前に吸血します。受精卵の発育に血液の栄養が必要なためです。

朝や夕方などに、立ち木や煙突などの傍で、時々、蚊柱をみかけます。蚊柱は、オスが集まって群飛しているものです。その羽音を聞いて、メスがその中に飛び込んできて、交尾し受精します。受精後、メスは吸血鬼となるのです。

## 2）蚊の能力はステルス戦闘機なみ

蚊が、人間を探し、吸血する能力はすごいものです。まさにマイクロコンピューターを満載したステルス戦闘機です。

人を探すために

①炭酸ガスセンサー　②動物の匂いセンサー　③体温センサー　④湿度センサー　⑤複眼（紫外線もみえます）、などを総動員しています。

離れている時は、炭酸ガスや匂いの濃度勾配にそって近づいてきます。近づくと、体温、湿度、動きなどを感じ、目標にそっと取り付き、吸血します。

蚊の針は一本のように見えますが、実際には、六本の管が集合したものです。のこぎりの刃のような皮膚を切る（正確には、刺すのではなく、切るのです）管が四本、皮膚を麻酔し血液がかたまらないような唾液を注入する管が一本、そして血を吸う管が一本です。

皮膚の内の血管を探す能力にもすぐれており、ほぼ確実に、血管内に針を刺します。真皮内で、血管の割合は一〜二％程度しかありませんが、血液中の赤血球に含まれるＡＴＰ（エネルギー物質）を目安に血管を探りあてます。

吸血後、唾液の影響で皮膚は赤く腫れ、つよいかゆみが生じますが、もうすでに終わった後です。唾液注入開始から人間がかゆみを感じるまでの時間は、通常三分です。

## 3) 蚊が媒介する病気―日本での流行予想

蚊が媒介する病気は、マラリア、フィラリア、黄熱病、デング熱、日本脳炎、ウエストナイル熱（脳炎）などで、蚊の唾液中に病原体が含まれています。

これらのなかで最も多いのはマラリアで、全世界で年間三億～五億人がかかり、うち三〇〇万人が死亡しています。日本でも年間一〇〇人前後の患者さんがでています。蚊に一回刺されただけで感染が成立します。

今後、日本で流行が予想されているのは、ウエストナイル熱（脳炎）です。従来、アフリカや西アジアの病気でしたが、一九九九年アメリカへ飛び火し、現在アメリカ各地で流行しています。脳炎になると一〇％前後の死亡率といわれています。二〇〇六年、日本で初めての患者さんがみつかりましたが、旅行先のアメリカで感染したものでした。蚊は鳥からも吸血しますので、感染した鳥が各地へウイルスを拡げているのです。

## 4）蚊に刺されないために

蚊に刺されないためには、蚊のもつ多彩なセンサー機能を、できるだけ刺激しないことです。そのためには、

①炭酸ガスを増やさない：人間の呼気からでる炭酸ガス量は、二五〇ミリリットル／分といわれています。実験的に、蚊が炭酸ガスを感知する距離は、一五メートルほどです。実際、庭仕事をしている時には、蚊がすぐに寄ってきますが、庭から離れた駐車場で作業している時には、蚊が寄ってきません。しかし、ビール、コーラ、ラムネなどの炭酸飲料を飲むと、炭酸ガスの量が増大し、より遠距離から蚊が集まってきます。

②匂い物質を増やさない：最近の研究で、匂い物質として乳酸が特定されました。体表からも乳酸がでています。乳酸は疲労物質としても有名です。疲れたときには、蚊が寄ってくるかもしれません。

③体温をあげない：蚊が最もよく反応する温度は、二六〜三二℃です。人間の体から対流熱が四〇センチくらいは、立ち昇っています。

④汗をかかない：実験的に、汗をかく人の方が刺されやすいことがわかっています。蚊は湿

度にも反応しているのです。
⑤白っぽい服装を：黒い服と白い服とでは、黒い服のほうが四～五倍、蚊が集まったという報告があります。服の色は、白っぽい方が刺されにくいのです。また、長袖、長ズボン、手袋などの着用や防虫ネットの利用も有効です。
⑥動かない：蚊は動視覚に鋭敏で、動くものの方に多く集まります。
⑦忌避剤を使う：蚊取り線香や蚊よけスプレーなどは有効です。超音波撃退器は効果がありません。
⑧家の内へ蚊をいれない：夏の夜、窓を開けるなら網戸は必需品です。
アフリカでは、殺虫剤入りの糸で編んだハイテク蚊帳（日本製）が重宝されているそうです。

## 5）蚊を減らすには

蚊を減らすには、蚊の発生源を減らすことです。

自宅の庭で、ある実験をしてみました。黒っぽいバケツを三個用意し、一個には雨水のみ、二個めには雨水＋落ち葉、三個めには雨水＋三％砂糖（蚊の成虫の飼育につかう濃度）を入れ、並べて置いてみました。

さて、どのバケツに、最も多くボウフラがわいたと思いますか？

結果は、雨水＋落ち葉でした。ボウフラは、水中の微生物や落ち葉などを食べて大きくなるのです。

以来わが家では、雨水＋落ち葉のバケツを、庭の三カ所に置いておき、一週間毎にひっくり返しています。ボウフラの発育期間は一週間〜一〇日ですので、おとりの水に発育したボウフラは、絶滅できます。

その他、空き缶、古タイヤなど、水のたまる物をできるだけ無くすことが、ヒトスジシマカなどの小水域に発生する蚊を減らすことにつながります。

アカイエカなどの中水域に発生する蚊に対しては、排水路の泥やヘドロを取り除き、流れをよくすることが有効です。

シナハマダラカなどの大水域から発生する蚊に対しては、個人の努力では限界があります。水田の場合は、散布された農薬が有効といわれています。

## 6）マラリアの戦略

最近の遺伝子研究では、ヒトに感染するマラリア原虫は、今から七万〜十一万年前に出現したそうです。現生人類が出現したのが一五万〜二〇万年前ですから、人類が出現して、まもなくということになります。

また、マラリア原虫は単細胞生物ですが、細胞内に葉緑素の痕跡も発見されました。昔は光合成をおこなっていたのです。

すべての生物の最大の目的は、子孫を残すことです。そのためにマラリア原虫のとった戦略は、蚊の吸血本能を利用することでした。植物のように太陽光を利用するよりは、ヒトに寄生したほうが、確実に子孫を残せると考えたのです。その手段として選んだのが、太古から生きてきた蚊でした。

この戦略は大成功でした。人類の繁栄にともない、マラリアも大繁栄しています。これから地球が温暖化して、もっと蚊がふえれば、マラリアの望みどおりなのでしょうね。

# 第19章　痛みをとる

「痛いのは、生きている証拠」といった患者さんがありました。年とともに身体のあちこちが痛んできます。そう、老いるということは、痛みと付き合っていくということです。

でも、痛いと行動が制限されます。仕事や家事が思うようにできなくなります。うつ状態になったり、いらいらしたり、つい人にあたったりもします。

できれば、痛みがない方がいいにきまっています。でも、どうしても痛みがとれないとしたら、どうしたらいいのでしょうか？

## 1）急性痛と慢性痛のちがい

急性痛とは、手や足を切ったり、打ったり、火傷した時などに生ずる痛みで、痛みの原因がなくなれば消えてしまうものです。

先天性無痛症という全く痛みを感じない人がいます。うらやましいようですが、実は短命なのです。自分が怪我や火傷したことに気づかないため、知らず知らずのうちに重症化するのです。

急性痛は、生命を守るための身体からのメッセージです。これは、ちゃんと治療すれば必ず治る痛みです。

これに対して、痛みの原因がなくなっても、六カ月以上つづく痛みを慢性痛といいます。慢性痛には、患者さんの性格、心理状態、生活歴などが複雑にかかわっており、難治性のことも多々あります。慢性痛とは、一生つきあっていく覚悟が必要です。

## 2) 痛みの感じ方は、人、時間、気象によりいろいろ

痛みの感じ方は、人によりまちまちです。

お年寄りと若い人では、若い人ほど痛がりです。男と女では、女の方が痛がりです。ビジネスマンと農業・漁業従事者では、ビジネスマンの方が痛がりです。日本人とアメリカ人では、アメリカ人の方が痛がりです。

一日のうちでは、午前中は痛みの感受性は低く、午後六時ごろより感受性が高くなり、夜中に最高となります。これは、年齢や性別に関係ありません。夜中に、痛くてがまんできなくなり、病院にかけこむということになります。いかに痛みが、心理的な影響をうけているかということです。

また痛みは、気象の影響もうけます。気圧が低くなると、持病の痛みがつよくなります。とくに、これは脳卒中になった患者さんが、よくいわれます。雨が降りそうになると痛むのです。また温度は下がると、痛みはつよくなります。逆に湿度は上がると、痛みがつよくなります。

## 3）痛みのメカニズムー痛みを感じるのは大脳

痛みの刺激は、末梢神経から脊髄を通って脳へはいります。足の先の痛みであっても、痛みを感じているのは大脳です。痛み刺激は、二種類の神経によって伝わります。その伝達スピードは、速い神経では、毎秒一二～三〇メートル、遅い神経では毎秒〇・五～二メートルです。従って、足に怪我をした場合、最初に鋭い痛みがきて、その後鈍い痛みが数分つづきます。

また、痛み刺激は視床（脳の内部）を通過した後、頭頂葉の体性感覚野（痛みの位置やつよさを感じる）、大脳辺縁系（痛みに不快感などを感じる）および前頭葉（痛みに伴った思考や判断をする）へ伝わっていきます。

ですから痛みの意識は、過去の経験、感情、思考などが、複雑に絡み合ったものとなります。

## 4）痛みは冷やすか温めるか

急性痛は冷やす、慢性痛は温めるのが原則です。

打撲や火傷などの急性期には、局所は血管が拡張し腫れています。血流が増えると、どんどん腫れてきます。炎症性物質も増えてきます。こういう時には、冷やすのが一番です。通常は冷やすのは、二〜三日以内です。

慢性の痛みの場合は、患部の血流は悪く、筋肉も硬くなっています。こういう時には温めるのが効果的です。血流が良くなり、筋肉も柔らかくなります。

頭痛は、冷やしても、温めてもどちらでもかまいません。気持ちのいい方を試して下さい。内臓の痛みは、どちらもしない方が無難です。

## 5）痛みへ注意を集中しない

患者さんに注射をした時に、「今日の注射はちっとも痛くなかった」といわれることがあります。これは、針を刺す時に、注射部位の皮膚をギュとつねっているからです。つねられた痛みに注意がむくと、注射の痛みを忘れてしまいます。注射が上手な医者なんて、種をあかせば、こんなものです。

痛みに注意を向けると、痛みはよりつよくなります。逆に他のことに意識を向けると、痛みはかるくなります。痛みへは、注意を集中しないことです。

タゴール（インドの詩人）は、ある夜、足をサソリに刺されました。激痛におそわれましたが、彼は家人を起こしたくないために、じっと耐えていました。その時、彼は「苦しんでいるのは、自分の肉体であって、自分ではない」と考え、意識を肉体から切り離そうと試みました。その結果、痛みは完全に止まったそうです。

痛み治療の専門家である外須美夫さん（麻酔科医）によれば、タゴールはこの経験から、苦痛を乗り越える力は人間の最高の資質であると悟ったそうです。

## 6）痛みへの対処―「同治」のこころ

備前市で開業されている駒澤　勝先生（小児科医、仏教研究家）から伺った話です。昔、先生が病院に勤めておられた頃、小児がんで多くの子供が亡くなっていました。ある時、白血病の子供が亡くなる直前に、お母さんが自分の血液を子供に輸血してくれと頼んできました。子供が死ぬ時に、自分も一緒に死んでやるよというお母さんの気持ちです。先生は、泣きながら輸血されたそうです。

駒澤先生によれば、病気を治すのに、対治と同治があるそうです。

例えば、痛みをとるのに、薬をつかったり、ハリやマッサージなどで治療するのが対治です。これが一般的な治療法です。

これに対して、先程のお母さんの例は、同治です。また子供が転んで泣いている時に、お母さんが「おうおう、痛いのお、痛いのお」といって一緒になって痛がるのも同治です。子供は、お母さんの腕のなかで、不思議と痛みが取れていきます。みんな、そういう思い出をもっていますよね。

慢性痛の人は、家族にも理解されずに悩んでいることがよくあります。そんな時に、周りの人がその痛みを認めてあげるだけで、よくなります。これも同治です。

その他、痛みに効果があるのは

①なでる、さする：痛み刺激が、末梢神経から脊髄にはいる部で、痛み刺激のつよさを抑制します。簡単で、とても効果的な方法です。

②精油の香り：脳のなかにも、痛みの下行抑制系と呼ばれている痛みを抑える働きがあります。いい香りを嗅ぐと、痛みは軽くなります。痛みを抑えるためにバジル、鎮静目的でラベンダー、筋肉の張りをとるためにプチグレンなどが用いられています。

③お風呂：温める効果とリラックスできる効果があります。

④お酒：血流を良くする効果と軽い麻酔作用があります。

⑤運動：実験的に、一五分のジョギングが、痛覚閾値（痛みを感じる最小限のつよさ）を三

○％上昇させます。

## 7）痛みとともに生きる

『徒然草』のなかで、兼好法師は、「友とするに悪《わろ》き者、七つあり」として、その一つに「病なく、身強き人」をあげています。痛みや病気を経験したことのない人は、他人の痛みがわからないものです。

痛みは、他人と共感できる最も身近な出来事です。多病息災にくらす人は、他人の痛みがわかる人です。

最近読んだ本で感激したのは、岩井寛（精神科医）著『森田療法』です。この本のすごいのは、著者が末期がんで、目もみえなくなり、全身の痛みに耐えながら、口述筆記したものだからです。まさに森田療法の真髄である「あるがまま」の現実を受け入れ、痛みを痛みとして、そのままに、そしてより良く生きるために、とった行動が本を書くということでした。末期がんの痛みのなかでも、人生を肯定的に生きた人がいたのです。

## 8）痛みと人生と詩

エミリ・ディキンスンは、一九世紀のアメリカの女性詩人で、痛みに関する詩を多数残しています。家庭のなかで、社会のなかで、あるいは自然のなかで、痛み苦しんでいるものがあれば、そっと手をさしのべてあげる。そういう何気ない行為のなかに、人間の確かな存在感を感じとっているのです。

これも、そういった詩（長田弘訳）のひとつです。

「ひとつの心が壊れるのをとめられるなら
わたしの人生だって無駄ではないだろう
一つのいのちの痛みを癒せるなら
一つの苦しみを静められるなら
一羽の弱ったコマツグミを
もう一度、巣に戻してやれるなら
わたしの人生だって無駄ではないだろう」

『エミリ・ディキンスン家のネズミ』（みすず書房）より

# 第20章　免疫力をつける

最近、「待てない」患者さんがふえてきました。「待てない」というのは、「病気が治るまで待てない」のです。ふつうの風邪でも、治るまでに三〜四日はかかります。しかし、一日薬をのんだが、まだ熱がさがらないと翌日診察にくる患者さんがいます。また、「一日で風邪を治してくれ」という方もいます。

しかし、免疫がウイルスを排除するには時間がかかります。風邪の時には、「休養」と「栄養」が最もいい薬だということがわかっていないのです。

私たちのまわりには、細菌、ウイルス、カビなどがあふれています。また、私たちの皮膚の表面、鼻のなか、口のなか、腸のなかなども、細菌で一杯です。

死体は、あっという間に腐ってしまいます。私たちが毎日生きているのは、免疫が私たちを守ってくれているからです。免疫は、ミミズのような小動物から高等動物まで、あらゆる動物が備えています。また最近の研究で、植物にも免疫があることがわかってきました。

このように、あらゆる生物は免疫力を発達させて、環境に適応し進化してきました。免疫の仕組みがわかると、病気との付き合い方がわかってきます。

## 1）免疫とは―「自己」と「非自己」の区別

免疫とは、「自己」以外のものの存在を認めないことです。体内へ侵入した細菌やウイルスは、「非自己」と認識され、貪食細胞、好中球、リンパ球などにより、ただちに排除されます。

また、ウイルスに侵入された細胞やがん細胞なども、「非自己」と判定されます。がん細胞は、一日に三〇〇〇個も新しく生まれているといわれています。まさにがんとは、日々に共存しているといえますが、免疫系が正常ならば、がん細胞はことごとく排除されています。

この「自己」と「非自己」の区別は、とても厳格です。たとえ親子であっても、厳密に区別されます。臓器移植は、この免疫システムを完全に抑える免疫抑制剤が開発されてはじめて可能となりました。

それほど「自己」とは、他とは完全に独立した存在です。いいかえれば「自己」は、宇宙にひとつしかない存在なのです。

この「自己」と「非自己」とを区別するのは、胸腺由来のTリンパ球の働きです。胸腺とは、心臓の前面にある薄い板状の組織です。この胸腺内で「非自己」を認識するTリンパ球がつくられています。しかし胸腺にある細胞のじつに九五％は、「自己」を認識するという理由で壊されています。残った五％の細胞のみが「非自己」を認識するTリンパ球となります。そして、約一兆種類にもおよぶ「非自己」に対応しています。

## 2）免疫応答には時間がかかる

体内に細菌やウイルスなどの病原体が侵入した場合、まず最初に戦うのは好中球です。好中球が病原体を貪食し、活性酸素をだして殺菌します。次にでてくるのが、マクロファージや樹状細胞と呼ばれている貪食細胞です。これが病原体を取り込み分解して、病原体の情報を抗原としてTリンパ球に提示します。Tリンパ球によりBリンパ球が活性化し、増殖して数がふえます。そして形質細胞となったBリンパ球は、多量の抗体を産生します。この抗体が病原体と結合し、毒性を中和するのです。また、ウイルスのように細胞内に入り込んだ病原体に対しては、細胞障害性Tリンパ球がウイルス感染細胞を破壊します。

このように、免疫が病原体を排除するには、リンパ球が増殖し、抗体をつくるまでに時間がかかります。ふつうの風邪でも三〜四日、インフルエンザなら一週間はかかります。風邪が一日で治るわけがないのです。

また風邪がなかなか治らない人は、たいてい仕事や家事が忙しくて休めていない方です。疲れると免疫力が低下します。徹夜などもってのほかです。風邪の時には、「休養」と「栄養」をとることが、結局は早く治ることになります。

## 3）免疫はバランスが大切

女性は、男性より長生きです。しかし、関節リウマチなどの膠原病、自己免疫性肝炎、慢性甲状腺炎、バセドウ氏病などの、いわゆる自己免疫性疾患は、女性に圧倒的に多い病気です。女性が長生きなのは、免疫力がつよいのが一因です。しかし、免疫が働く方向をまちがえて「自己」まで「非自己」と認識してしまうと、自分で自分を攻撃してしまうことになります。これが自己免疫性疾患です。

また、過剰の免疫反応がおこって、喘息、蕁麻疹、花粉症などの生体に不利な状態となれば、アレルギーと呼びます。アレルギーがさらに高度となると、アナフィラキシー・ショックなど、死にいたる状態までもひきおこします。

このように、免疫は弱すぎてもいけない、強すぎてもいけない、方向をまちがえてもいけない。バランスがいいのが、一番いいのです。

昔、お釈迦様は、修行時代、いくら肉体的な苦行をしても、なかなか解脱できませんでした。そこで、一緒に修行していた五人の仲間に、「自分は、中道をいく」と宣言され、坐禅の行をおこなって悟りを得られました。

中道とは、片寄らず、急がず、しかし止まらず、歩みつづけていく道です。免疫系のバランスも、人生のバランスと同じです。私たちは、日頃、つい怠けたり、つい張り切りすぎたりしていませんか？

多病息災にくらすためには、「働き過ぎず、休み過ぎず」、「食べ過ぎず、ダイエットし過ぎず」、「太り過ぎず、やせ過ぎず」などといった生活のバランスが大切です。

## 4）免疫力は年とともに低下する

歴史人口学という新しい学問によれば、縄文時代、弥生時代、江戸時代、昭和とくに戦後以降の四回、日本の人口が急激にふえています。その間は、人口はほぼ横ばい状態でした。

抗生物質のなかった時代では、免疫力の低下がそのまま個人の寿命につながっていました。太古より、肺炎、結核、感染性腸炎、天然痘、マラリアなどの感染症が、人類最大の死因でした。「国民衛生の動向」によれば、統計を取り始めた一八九九年から一九四七年までは、肺炎と結核が、日本人の死因の第一位と第二位を占めていました。

中世のヨーロッパで流行ったペストでは、人口の三分の一が死亡し、二〇世紀の初頭に流行ったスペイン風邪（インフルエンザ）では、世界中で四〇〇〇万人が死亡したといわれています。

ヒトのTリンパ球を生み出す胸腺は、一〇代の後半に最大となり、その後、年とともに萎縮してきます。四〇歳では、ほぼ半分、八〇歳では、ほとんどが脂肪化してしまいます。したがって、胸腺で作られるTリンパ球の数は、年とともにどんどん減少してきます。

このことは、年とともに、感染症やがんにかかりやすくなるということです。人間の寿命は最大一二五歳といわれていますが、免疫力のすぐれた人のみが、八〇歳を越えられるのだと思います。

## 5）免疫力を高めるには

免疫力は、まさに身体の総合力です。毎日いい生活習慣をつみ重ねることによって、はじめて十分な免疫力が形成されます。

免疫力をしっかり保つためには、食事、運動、睡眠、入浴などの生活習慣の改善、禁煙、疲れ・ストレス対策、および病気の治療が重要です。

①淡色野菜を摂る：白菜、キャベツ、白ネギなどの白い野菜には、TNF（抗腫瘍因子）などの免疫力を高める働きがあります。抗酸化力のつよい黄緑色野菜だけでなく、白い野菜も積極的に食べましょう。

②砂糖はなるべく摂らない：白血球の働きを低下させるといわれています。

③魚油（EPA、DHA）を摂る：青身の魚に多く含まれています。アレルギー反応を抑える働きがあります。

④ストレス対策：ストレスはまさに免疫の大敵です。NK（ナチュラル・キラー）細胞とは、がん細胞やウイルス感染細胞を破壊する細胞ですが、ストレスがつづくと、このNK細胞の活性が約二分の一に低下します。

⑤笑う：笑うと、NK細胞の活性が上昇するというデータがあります。世界で最も長生きしたフランスのカルマン夫人（一二二歳）は、長生きの秘訣として「退屈しないことと、よく笑うこと」をあげていました。

⑥適度な運動：運動は、最も確実にNK細胞の活性を上昇させます。ウォーキングなどの有

酸素運動が、最適です。激しい運動は、かえってＮＫ細胞の活性を低下させます。運動のやりすぎは有害です。プロの運動選手は概して短命です。丈夫な大木より、しなやかな柳の枝の方が折れないのです。

⑦睡眠を十分に…睡眠中に、日中傷んだ組織が修復され、免疫力が回復します。一日、七時間程度の睡眠が必要です。

⑧ぬるま湯で入浴を…三九〜四〇℃のお湯にはいると、ＮＫ細胞活性が二倍になるといわれています。ただし、この効果は入浴後二時間までです。

⑨禁煙を…喫煙者のＮＫ細胞活性は、禁煙者の数分の一という報告があります。

⑩風邪をひかない…風邪は、本当に万病のもとです。風邪をひいている時は、身体の免疫力が低下しています。免疫力がおちてくると、こじれて肺炎となります。また以前、指先に針を刺した程度の傷で、敗血症になった患者さんがおられました。その時、風邪をひいていたのです。

⑪糖尿病のコントロールを…糖尿病の方は免疫力が低下しています。糖尿病の患者さんが肺炎になった時に、なかなか抗生物質が効かなかったのに、糖尿病が良くなったとたん、肺炎も良くなった方が何人もおられました。

その他、肝硬変、低蛋白血症（栄養不良）、免疫不全（とくにステロイド剤を服用中の方）

などの患者さんも免疫力が低下しています。病気の治療をきちんとして下さい。

## 6）禅の境地と免疫

「仏道をならふといふは、自己をならふ也。自己をならふといふは、自己をわするるなり。自己をわするるといふは、万法に証せらるるなり。万法に証せらるるといふは、自己の身心およぴ他己の身心をして脱落《とつらく》せしむるなり。」

これは曹洞宗の開祖、道元が著した『正法眼蔵』のなかの言葉です。
自己をならうということは、自己をわすれてしまって、万法＝宇宙の法によって生かされることで、そうすることによって、脱落＝何事にもとらわれない空の境地に到ることができると説いています。

道元の言っていることは、まさに免疫の仕組みと同じだと思いませんか？
胸腺のなかで、「自己」と「非自己」とを区別するTリンパ球が生まれる時、「自己」と反応する細胞のみが消去され、つまりひたすら「自己」が消されていって、最後に残った細胞は、宇宙そのものともいえる一兆種類もの膨大な「非自己」と反応できるという免疫の仕組みと、同じことを言っているように思います。

道元の直覚と、生命の神秘とが、期せずして一致しています。すごいです。

# 第21章　もの忘れを減らす

記憶は人生のなかで最も大切な財産です。その財産が年とともに減っていくのが、もの忘れです。

身近な人の名前がでてこない、財布やカギを置いた場所がわからない、漢字を忘れた、一つのことに気をとられたら他のことを忘れた、「アレアレ」「ソレソレ」などの言葉がふえた、などの経験はないでしょうか？

テレビの生放送などで、プロの歌手でも歌詞を忘れてしまう場面をみることがあります。また落語家の八代目桂文楽さんは、高座で人名を忘れてしまい、その場で日頃考えていた詫び口上を述べて、そのまま引退してしまいました。

年相応のもの忘れは、病気ではありません。昔の記憶は沢山残っているのだからと考えて、気にしないのが一番です。

## 1）忘れやすい記憶と思い出しやすい記憶

一八八五年、ドイツの実験心理学者エビングハウスは、有名な実験をおこないました。意味のない三桁のアルファベットをいくつも覚えてもらい、それがどのくらい長く覚えていられるかという実験です。これをエビングハウスの忘却曲線といいます。

その結果、二〇分後に残っていた記憶は五八%、一時間後は四四%でした。その後の低下は緩やかで、一日後は三四%、二日後は二八%、六日後は二五%、一カ月後は二一%残っていました。記憶の大半は、最初に急速に消えてしまいますが、その後は比較的長く保存されます。

さて記憶には、短期記憶と長期記憶があります。この二つの記憶は、ハチ、ねずみ、鳥などすべての動物にもあるそうです。どちらの記憶も生物の生存には不可欠なのです。

短期記憶とは、数分ていど覚えている記憶です。ただし日本人でも外国人でも、言語に関係なく、一度に覚えられるのは七個が限度です。

長期記憶には、エピソード記憶、意味記憶、手続き記憶があります。エピソード記憶とは、個人の経験にもとづく記憶です。意味記憶とは、いわゆる一般的な知識です。また、手続き記憶とは、服の着方や自転車の運転のような身体で覚えた記憶です。

このなかで、もっとも思い出しやすいのは、エピソード記憶です。単なる知識ではなく、それを個人の経験として覚えると、身につきやすくなります。

意味記憶は、ど忘れしやすい記憶です。何かのきっかけがないと思い出しにくい記憶です。

手続き記憶は、ふつう長期に保たれます。

進化した動物ほどエピソード記憶が発達していますが、アルツハイマー病になると、エピソード記憶から落ちてきます。「食事を食べた」という経験まで忘れて「食事を食べてない」と主張するようになります。

## 2）海馬を活性化する

二〇〇〇年、イギリスの学者が、ロンドンのタクシー運転手の海馬が、経験年数に比例して、大きくなることを報告しました。これは大変な発見でした。それまで人間の脳細胞はふえないといわれていましたが、海馬の神経細胞は、最大で二〇%もふえていました。海馬は使えば使うほどふえることがわかったのです。

海馬は、大脳側頭葉の内部にある小指大の部分で、記憶の中枢です。その断面像が「たつのおとしご」に似ていることから、海馬と名づけられました。

各種の情報は、まず海馬へ送られます。海馬は、必要な情報と必要でない情報の振り分けをおこなっています。これらの情報は、海馬のなかに最大で一カ月ほど残っていますが、その後は、消えてしまうか、脳の他の部分へ転送され、長期保存されます。

繰り返し入ってくるような情報は、海馬が必要なものと認識し、長期保存へまわします。繰り返し覚えることが必要なわけです。

海馬を研究している池谷裕二さん（脳科学者）によれば、海馬は、初めてのもの（とくに空間情報）に対して最もつよく反応します。初めての人にあったり、初めての所に行ったりすると、つよい刺激をうけます。買い物や食事も、なじみの店よりも初めての店の方が刺激になります。また、知らない土地への旅行なども、海馬を刺激するいい方法です。

### 3）扁桃体を刺激する

海馬のすぐ傍に扁桃体があります。扁桃体は、喜びや悲しみなどの情動をつかさどる中枢で、扁桃体の活動が活発になると、海馬の働きも活発になります。単なる知識の記憶よりも、感動した記憶のほうがしっかりと残ります。

好きなこと、おもしろいこと、楽しいことなどは、よく覚えられるわけです。

中世ヨーロッパでは、大事なもの（例えば、土地の権利や一族の儀式など）を伝えるために、七歳くらいの子供を選んで、これらのことをしっかりと記憶させ、その後、子供を川のなかへ放り込んだそうです。こうすれば記憶がずっと子供の脳のなかに焼きつき、一生にわたって子孫へ伝えることができました。これは扁桃体の活動を最大限に利用したやり方ですが、かなり無茶です。

最近の研究で、コルチゾールやアドレナリンなどのストレスホルモンが、扁桃体を刺激して、記憶力を高めることがわかってきました。コルチゾールは小さなストレスでも分泌されています。アドレナリンは大きなストレスの時に分泌されます。

記憶のためには、普段は小さいストレスがあった方がいいのです。ただし、ストレスは記憶する時にはよくても、何かを思い出す時には、逆にストレスがあると思い出しにくくなります。

年をとっても、子供のような新鮮な心で好奇心をもち、物事に感動してくらす。これができれば記憶力を高める秘訣となります。

## 4）手と舌を使う

ホムンクルスの人形というのがあります。ホムンクルスとは、〝小人〟という意味です。人間の脳のなかに〝小人〟が住んでいるという発想で名づけられました。大脳に分布する運動神経細胞の数にあわせて作られていますが、両手と舌が異様に大きくなっています。人間では、手と舌を使う神経細胞の数が最も多いということです。

ですから、ものを覚える時には、単に目で覚えるよりも、書いたり、しゃべったりして覚えた方が、脳の神経細胞を多数使うことになり、より覚えやすくなります。

ですから、家の中に閉じこもっている人よりも、外に出て他の人と話したり、何かを作ったりする人の方が、明らかに記憶力が保たれています。舌と手をしっかり使っているからです。

またピアニストなど手をよく使う人は、ぼけにくいといわれています。趣味として、楽器の演奏はおすすめです。

私が往診でみている九四歳の女性は、漢字が好きで、毎日何時間も漢字パズルを解いています。手と頭をよく使っているのです。もちろん認知症など全くありません。年をとっても元気な方は、やはりそれなりの努力をしています。

## 5）DHAとARAを摂る

脳細胞には、不飽和脂肪酸のDHA（ドコサヘキサエン酸）とARA（アラキドン酸）が最も多く含まれています。そして、いずれも加齢とともに減少します。

一九八九年、イギリスの学者が、日本人の子供が賢いのは、魚を多く食べるからだと報告して以来、DHAがぜん注目されてきました。DHAは記憶力を改善し、また老人性認知症にも効くというデータもでてきました。

DHAは、サンマやイワシなど青身の魚に多く含まれています。とりわけ眼の周りの脂肪に多く含まれています。ただし、調理する時には、DHAは熱に弱く酸化されやすいため、魚は刺身で食べるのが一番です。煮たり焼いたりすると、DHAは変性します。一〇七歳まで長生きした、きんさんは、毎日マグロの刺身を食べていました。

またARAにも、脳の情報処理力と集中力の向上が認められています。ARAを多く含む食べ物は、肉（とくにレバー）と卵です。脳には肉も必要なのです。しかし肉の食べすぎには注意して下さい。八五歳でなお元気な作家瀬戸内寂聴さんは、今でも週に二回は肉を食べています。「肉を食べると、頭がよくなることがわかった」と言われています。

## 6）夢をみると記憶がよくなる

睡眠には、レム睡眠とノンレム睡眠があり、レム睡眠の時に夢をみています。この夢には、その日あった出来事が断片的にでてくるといわれています。

実は、夢をみている時に、海馬のなかで、記憶する情報と消してしまう情報の選別がおこなわれているのです。

長期記憶のためには、十分なレム睡眠をとる必要があります。レム睡眠は、主に睡眠の後期に長くあらわれますので、七時間はゆっくりと睡眠をとって下さい。レム睡眠後に、記憶力が著しく向上するといわれています。六時間以下では、記憶力が低下するといわれています。

また、寝る直前に覚えたものの方が、記憶は残りやすいことがわかっています。夜、勉強したあとは、テレビなど見ずに、すぐに寝て下さい。

## 7）脳細胞を大切に

脳は、昼も夜も、寝ている間も一日中働いています。脳の栄養はブドウ糖だけです。ブドウ糖を摂ると、記憶力がよくなるという実験があります。脳に十分なブドウ糖と酸素を供給すれば、脳は、使えば使うほど働きがよくなります。これは、高齢になっても同じです。

脳の神経細胞に障害をあたえるのは、循環障害、低血糖および活性酸素です。とくに脳細胞のなかで、海馬の細胞がもっとも脆弱です。

高血圧、糖尿病、高脂血症の方は、動脈硬化が人よりも早く進んできます。血液の循環が悪くならないように、ちゃんと治療しておくことが大切です。また、糖尿病で薬をのんでいる方や、インスリンを注射している方は、低血糖にならないよう注意が必要です。

また、一日のうちで最も血糖値の低下しているのは、朝起床時です。朝食を摂らないと、脳の活動がにぶくなります。

脳細胞を大事に守ることが、もの忘れを減らす基本です。

## 8）「ながら族」のすすめ

それでもなお認知症が心配な方に、おすすめの方法があります。それは、「ながら族」になることです。

認知症の初期には、同時に平行して仕事をすることが苦手となります。例えば、台所で火を使って料理をしている時に、玄関に宅急便が届いたとします。さらにその後、電話がかかってきました。そうすると、火を使っていることはすっかり忘れて、長電話をしてしまい、気がついた時には料理が真っ黒になっていた、などということがおこります。

そうすると、認知症の予防のためには、脳力が低下しやすいものに対して、前もって予防策をたてておくことです。そのためには、同時に脳のいろいろな部位をつかう「ながら族」になるのが、おすすめです。

「ながら族」になると、ラジオを聞きながら料理をつくる、おしゃべりしながら食べる、話しながら歩く、声をだして本を読む、両手できれば両足も使うような楽器を演奏する、などが得意となります。これらのことを毎日おこなえば、脳は確実に鍛えられます。

## 9）いやなことは忘れる

「体が健康で、記憶力が衰えたのが一番幸せである」

これは、シュバイツァーの少し皮肉な言葉です。その真意は、幸せになるためには、いやな記憶は、早く忘れた方がいいと言っているのだと思います。忘れることも大切なのです。いやなことばかり思い出すよりは、楽しいことだけを思い出す方が、人生は幸せにきまっています。

作家の赤瀬川原平さんは、もの忘れがふえたことを「老人力がついた」と表現しました。集中力がおちたのは、「分散力がついた」といいます。多少のもの忘れなら、明るく笑いとばした方が精神的にも健全です。

# 第22章　百寿者に学ぶ

当院のデイケアで毎年おこなっている七夕祭りのことです。短冊にそれぞれの願いを書いてもらうのですが、大多数のお年寄りは、「家族みんなが元気で幸せに」という意味のことを書かれます。しかし、参加者のなかで最高齢の九七歳の女性は、「長生き」と書かれました。う〜ん、さすがです。

荘子は、一〇〇歳を「上寿」といいました。人生八〇年時代といっても、一〇〇歳になれるのは、四〇〇人に一人、一〇五歳になれるのは、三〇〇〇人に一人にすぎません。

最近の研究によれば、必ずしも遺伝的に恵まれた人たちだけが、一〇〇歳まで長生きできるのではないことがわかってきました。身心ともに弱くても、一〇〇歳まで到達できるという結果がでています。私が往診でみていた一〇三歳の女性は、原爆にもあい、五〇歳頃までは、身体が弱かったそうです。それでも一〇三歳まで長生きされました。

百寿者には年輪を重ねた迫力があります。百寿者の身心両面の特徴や生活習慣などを学ぶことは、多病息災にくらすための大いなる参考となります。

## 1）百寿者の特徴

健康・体力づくり事業財団が、平成十四年にまとめたデータがあります。一〇〇歳以上の高齢者一九〇七人（男五六六人、女一三四一人）を調査した結果です。なお全国集計では、百寿者の八割は女性です。

①体格：男は、平均身長一五四・七センチ、平均体重四九・一キロ、平均BMI二〇・五でした。女は、平均身長一四一・九センチ、平均体重三九・〇キロ、平均BMI一九・五でした。百寿者の体型は、やせかふつうで、BMI二五以上の肥満の人は、男女とも五％程度にすぎませんでした。やはり肥満の人は、百寿者にはなりにくいのです。

②病気：なんらかの病気にかかっている人は、男で四六・三％、女で四三・一％でした。多い病気は、心臓病（男九・七％、女八・四％）、次いで高血圧（男七・四％、女八・七％）でした。また、男では、泌尿器系および呼吸器系の病気が、女では骨粗鬆症および認知症が多

い傾向にありました。

東京の百寿者五一四名を調べた慶応大学の研究では、九〇%の人が何らかの病気をもっていました。ただし、糖尿病の人は、三%と低率でした。糖尿病があると、一〇〇歳までの長生きは、難しいようです。
③食生活：三食きちんと食べる人は、男女とも九割でした。間食する人は、男女とも半数弱でした。
主食（ごはん、パン、麺類）は、男女とも九割が毎食食べていました。野菜も、男女とも九割は、ほとんど毎日摂っていました。牛乳・乳製品は約六五%の人が、また魚介類・卵は約五〇%の人が、ほとんど毎日摂っていました。しかし肉を毎日食べる人は、二五%程度でした。

また果物は、約六〇%の人が、毎日食べていました。
④運動：運動習慣のある人は、男五四%、女四〇%で、散歩や体操をほぼ毎日おこなっていました。
⑤睡眠：睡眠時間の平均は、男八・九±二・二時間、女九・一±二・一時間でした。また夜よく眠れる人は、男女とも八割強でした。
⑥たばこ・お酒：たばこを吸う人は、男五・六%、女〇・八%でした。お酒をのむ人は、男二二%、女六%でした。お酒の量は、日本酒にして一合未満が九三%とほとんどでした。やは

り、たばこを吸う人は百寿者とはなれません。また百寿者のお酒は少量です。
⑦仕事を辞めた年齢：七〇歳代が最も多く、八割は六〇歳をこえても仕事をしていました。仕事の内容は、男女とも農業・林業が最も多く、次いで会社勤め、自営業などでした。
⑧精神的満足度：「将来に不安を感じない」人は、約八割に達していました。「寂しいと思わない」、「無力だと感じない」人は、それぞれ約六割でした。
平成十八年に、内閣府が成人一万人を対象におこなった世論調査では、「老後に不安を感じる」人は、六八％にも達しました。それに比し、百寿者では「不安」が消えています。その心境は、さすが百寿者です。
⑨趣味：趣味をもつ人は、男では四七％、女では二七％でした。趣味の内容は、男では、多い順に、テレビ鑑賞、読書、園芸、音楽、手作業などでした。女では、手作業、テレビ鑑賞、音楽、読書、園芸などの順でした。
⑩生きがい：生きがいをもつ人は、男の四四％、女の二六％でした。生きがいの内容は、男女とも、一位が家族、二位が健康で楽しく過ごすことでした。
江戸時代に、徳川家康、秀忠、家光の将軍三代に仕えた天海僧正は、一〇八歳の天寿を全うしたと伝えられています。僧正は「気は長く　勤めは堅く　色うすく　食細くして　こころ広

かれ」という言葉を残しています。これは、まさに百寿者の特徴だと思います。

## 2）長寿は「努力」の積み重ね

健康・体力づくり事業財団の調査では、旅行も含めてふつうに行動できる百寿者は、男では五％、女では一％にすぎませんでした。近所の散歩程度ができるのは、男の二一％、女の八％でした。行動が居室内に限られている人は、男の三五％、女の三七％でした。また、寝たきりの人は、男の二二％、女の四一％でした。

百寿者が増えているといっても、実際には、寝たきりまたは準寝たきりの人が多いのも事実です。とくに女性でその傾向が顕著です。女性は長生きできますが、介護を必要とするのもまた女性に多いのです。逆に、男で一〇〇歳まで長生きできる人は稀ですが、男の百寿者には、自立して活動的な方が多いのです。

また、沖縄のなかでもとくに長寿村として知られている大宜味《おおぎみ》村は、一人暮らしや老夫婦のみの世帯が多い地域です。そこに住むお年寄りの生活は、身体が動く限りは畑仕事や芭蕉布織りなどの仕事に従事し、近所付き合い、老人会への参加、ボランティア活動などの日常活動も盛んにおこなわれています。

当院のデイケアに参加されている九五歳の男性は、アメリカに住むお孫さんとインターネットでメールを交換しています。元気の秘密を伺うと、「そりゃあ、やっぱり努力やな。まわりは誰もわかってくれんから、自分で努力するしかないな」といわれました。

生命力がつよければ、一〇〇歳も可能ですが、せっかく百寿者になったとしても、寝たきりや認知症では、残念です。私が診ている九〇歳以上でお元気な方は、みんな「寝たきりにならないように、ボケないように」と努力されています。やはり日頃の「努力」の積み重ねが、元気な百寿につながるのでしょうね。

## 3）百寿者は安楽死できる

平成十七年の厚生統計要覧によれば、一〇〇歳以上の方の死因は、男では、一位・肺炎、二位・老衰、三位・心疾患、四位・脳血管疾患、五位・がんでした。女では、一位・老衰、二位・心疾患、三位・肺炎、四位・脳血管疾患、五位・がんとなっていました。

超高齢者になると、がんよりも、血管の老化や免疫力の低下の方が主な死因となります。もちろん老衰もふえます。

ただ死因は何であれ、百寿者の方の死はとても穏やかです。それこそスーと火が消えるように亡くなっていきます。

一〇七歳で亡くなったきんさんは、「今日はちょっと調子がわるい」といって横になり、そのまま眠るように亡くなったそうです。往診先の老人ホームで、私の膝のうえで、それこそ眠るように亡くなられた九九歳の方もありました。

若い人の「死」は、多々苦しみを伴います。身体が死ぬようにはまだなっていないからです。しかし年をとればとるほど、「死」は安らかなものになってきます。それこそろうそくが燃え尽きるように、人生を燃やし尽くした「死」は安らかです。安楽死は、長寿で得られる最大の救いかもしれません。

## 4）多病息災で百寿まで

慶応大学の研究では、一〇〇歳までに六大疾患（脳卒中、心臓病、糖尿病、高血圧、骨折、がん）にならなかった人は、三〇％のみでした。六〇％以上の人は、大病をしても一〇〇歳まで長生きできています。大病をしても多病息災にくらせば、百寿も可能だということです。

アメリカの修道女を対象としたアルツハイマー病の研究で、一〇一歳で亡くなったシスター・メアリーの脳は、萎縮がつよく完全なアルツハイマー病でした。しかし驚くことに、彼女は亡くなる直前まで、正常で優れた認知機能を示していました。彼女は八四歳まで、現役の数学教師をしていました。また晩年まで、福祉活動にも熱心で、全く普通の生活を送っていました。

このことは、たとえアルツハイマー病になっても、シスター・メアリーの様に、積極的に脳を使っていると、認知症の症状がでないことを示しています。

また、かって日本の最高齢者だった一一六歳の女性は、大腸がんで亡くなりましたが、がんの進行は遅く、ほとんど全身的な症状はなかったそうです。しかし死後に解剖してみると、がんは、きわめて広範囲に肝臓や腹腔内にひろがっていました。

このことは、たとえ進行がんがあっても、百寿者ともなれば、がんの症状は表面にでないことを示しています。

たとえ病気があっても、多病息災でくらしていけば、それこそ天寿まで人生を楽しむことができます。アルツハイマー病になっても、がんになっても、ふつうの生活ができるのです。これこそ、まさに多病息災の生き方だと思います。

## 5）「今、ここに」生きる

キリストの言葉

「だから、明日のことまで思い悩むな。明日は、明日みずからが思い悩む。その日の苦労は、その日だけで十分である」

釈迦の言葉

「過去を追うな。未来を願うな。過去は、すでに捨てられた。未来は、まだやってこない。ただ、今日なすべきことを熱心になせ。誰か明日の死のあることを知らん」

これは、キリストと釈迦の言葉です。人類史上、最大の宗教家の二人が、奇しくも同じことをいっています。我々が生きているのは、「今、ここに」だけです。今日一日を大切に生きる。それしかないと二人とも説いています。

一〇八歳まで長生きされた清水寺貫主の大西良慶和上は、「今までの人生で、いつが一番良かったか？」という質問に対して、即座に「今がいちばんええ」と返事されました。白内障で目もよくみえず、耳もよく聞こえなくなっていましたが、「今に感謝して生きる」ということを教えられました。

当院のデイケアに来られるお年寄りは、異口同音に「一日一日がよければ、それでいい」とよく言われます。これは、キリストや釈迦の教えと同じだと思いませんか？　お年寄りは、明日生きておられるかどうかわからないと感じています。人間は年をとると、自然に、だれでも「今、ここに」の境地になれるようです。

人の寿命は、誰にもわかりません。しかし、病気になっても、年をとっても、一日一日養生につとめ、「今、ここに」を積み重ねていけば、百寿も可能です。

# おわりに

私の医者としてのスタートは病理医からでした。大学を卒業してから、一一年間病理の仕事に携わってきました。顕微鏡を覗いてがんの診断をつけたり、亡くなった方を解剖して、その死因や病気の特徴を調べていました。結果として、死から人間をみるという訓練になりました。

そこで学んだことは、人間は、一カ所でも大切な臓器が壊れたら、生きていけないということでした。脳、心臓、肺、肝臓、腎臓などがひとつでも壊れたら、いくら他の臓器が丈夫でも、「死」です。このことは、健康とは、身体全体の健康でなければならないということです。「○○だけを毎日食べる」、「○○体操だけを毎日する」といったひとつのことだけを守っていればいいということには決してなりません。養生で気をつけなければならないことは、多岐にわたります。

私は、五五歳を過ぎた頃から、身体のあちこちに不調を自覚するようになりました。視力の低下、めまい、蕁麻疹、不整脈、眼底出血、腰痛、胃痛、疲れがとれない、記憶力の低下など、いろいろな自覚症状がでてきました。次から次へと、いろいろな症状がでてくると、病気を治すというよりは、病気をそれ以上悪くしないように、なだめてくらすしかないと思うようになりました。そして多病息災という言葉に思い当たりました。

思いがけないことに、多病息災でいこうと思ったとたんに、気分がずいぶん楽になりました。健康健康と思っていた頃は、いわば理想が高すぎたのです。現実離れした目標だと、早く気づくべきでした。医者でもみんな病気になります。知り合いの医者も、高血圧、狭心症、糖尿病、高脂血症、肝炎などをもっています。みんな薬をのみながら仕事をしています。病気の医者が、自分より元気な患者さんを診ていると嘆いた先生もありました。

高齢化社会は、みんな病気をかかえて多病息災にくらす社会です。病気でもいい、老いてもいい社会です。病気は治らないことだってあります。しかし慢性の病気だと、治らなくても、病気の進行が緩くなればいいのです。

開業してつくづくよかったなあと思えることがあります。

それは、患者さんの話が、いろいろと聞けることです。それこそ百人百話で、病気の話だけでなく、家のこと、仕事のこと、趣味のこと、昔のこと、将来のことなど、患者さんは話題豊富です。

お嫁さんが気がきかない、おばあさんが頑固、ご主人の介護が大変、孫が入院した、いやな上司がいる、一人暮らしになって不安ばかりだ、外国へ旅行した、個展をひらいた、などなどつらそうに、また楽しそうに話されます。話したあと、すっきりしたと言って帰っていかれる方もいます。

私も、日々の診察がマンネリにならず、楽しくできるのは、こんな患者さんがいてくれるからです。みんな、いくつになっても悩みがあり、楽しみがあることを教えてくれました。こんな地方の小さな診療所のなかにも、人生がいっぱいあります。私は、なにげない日常会話のなかで、患者さんがふともらした人生の知恵を、メモして残すようにしています。この本のなかにも、所々、引用させてもらいました。

また、開業してよかったことは、患者さんの生活がわかることです。勤務医時代には、「病気をみるな、病人をみろ」とよく言われていましたが、実際に「病人」をみるには、その人の生活をみないとわかりません。居住環境、家族構成、家族関係などがわかって、はじめて「病人」がみえてきます。「病人」がみえてくると、画一的な医療よりも、それぞれの患者さんにあわせた個別的な医療ができるようになります。開業医になって、やっと少し人間が診られる医者になれたと思います。

私は、お年寄りを診察する時には、なるべく良い所をほめるようにしています。お年寄りは、あちこちの病院で、あそこも悪い、ここも悪いといわれています。悪いところだらけで、うんざりしています。しかし、残り少ない良い点を見つけてあげて、「心臓はまだ丈夫ですね」とか「胃は若いな」などと言ってほめてあげると、みなさん不思議と元気になってきます。表情も明るくなります。自分にもまだ良い所が残っていると思えることが、病気が治らなくても、多病息災にくらせる要点となります。

開業して、もうひとつよかったことは、この本が書けたことです。勤務医時代は、一日中専門書ばかり読んでいました。医学のほかに、広い世界のあることに気づいていませんでした。今は、養生は医学の知識のみでは不十分だと思っています。養生の世界は、天文学、進化学、動物学、植物学、栄養学、心理学、考古学、民俗学、比較人類学、古典、文学、宗教などいわば人間の文化の総体へと拡がっています。養生は、人類の叡智を楽しむことでもあるのです。

人間は、生まれながら病気になるようにできていること、しかし病気になるのをできるだけ遅くすること、そしてもし病気になった時には病気の進行をできるだけ緩くすること、そのために養生や医療があること、そして多病息災で日々の養生につとめていけば、百寿も可能であることを述べました。

この本は、医院のある岡山市中井の町内会ホームページに、二〇〇五年四月より二〇〇七年四月まで、毎月載せていた「Ｄｒ・さとうの健康コラム」に、加筆・訂正したものです。

# 参考文献

『正法眼蔵』　道元　水野弥穂子校注　岩波文庫
『徒然草』　卜部兼好　西尾　実・安良岡康作校注　岩波文庫
『養生訓に学ぶ』　立川昭二　ＰＨＰ新書
『釈迦とイエス』　ひろさちや　新潮選書
『仏教に学ぶ老い方・死に方』　ひろさちや　新潮選書
『寂聴　仏教塾』　瀬戸内寂聴　集英社インターナショナル
『病床六尺』　正岡子規　岩波文庫
『良寛和尚逸話選』　禅文化研究所編　禅文化研究所
『風の良寛』　中野孝次　集英社
『タオ　老子　ヒアナウ』　加島祥造　ＰＡＲＣＯ出版
『大河の一滴』　五木寛之　幻冬舎
『他力』　五木寛之　講談社
『養生の実技—つよいカラダでなく—』　五木寛之　角川書店
『心の師　良慶和上ひと言』　高梨直樹　日本ビジネスプラン
『朝』　谷川俊太郎（詩）吉村和敏（写真）　アリス館
『わらべうた』　谷川俊太郎　集英社

『地球のしくみと生命進化の46億年』　西本昌司　合同出版
『人類の進化　試練と淘汰の道のり』　埴原和郎　講談社
『人はなぜ病気になるのか　進化医学の視点』　井村裕夫　岩波書店
『人口から読む日本の歴史』　鬼頭　宏　講談社学術文庫
『21世紀の健康マニュアル』　中野　優　NHK出版
『江戸　老いの文化』　立川昭二　筑摩書房
『「老いる」とはどういうことか』　河合隼雄　講談社＋α文庫
『老人力』　赤瀬川原平　筑摩書房
『PPK（ピンピンコロリ）のすすめ』　水野　肇・青山英康編著　紀伊國屋書店
『ゾウの時間ネズミの時間　サイズの生物学』　本川達雄　中公新書
『内科医からみた動物たち』　山倉慎二　講談社
『人間はどこまで耐えられるのか』　フランセス・アッシュクロフト　矢羽野　薫訳　河出書房新社
『ヒトは、こんなことで死んでしまうのか』　上野正彦　インデックス・コミュニケーションズ
『それでも人生にイエスと言う』　VEフランクル　山田邦男他訳　春秋社
『厚生統計要覧　平成十八年度』　厚生労働省大臣官房統計情報部編　厚生統計協会
『人口の動向　日本と世界　人口統計資料集　2006』　厚生統計協会
『長寿と遺伝子』　白澤卓二　日経BP社
『人間は遺伝か環境か？　遺伝的プログラム論』　日高敏隆　文春新書

『がんにならない食事学』　河内　卓　女子栄養大学出版部
『長寿の秘密　冒険病理学者が探る世界の長寿食』　家森幸男　法研
『百六歳のでゃあこうぶつ　きんさん　ぎんさんの長寿の食事』　鈴木朝子　新潮文庫
『ビタミンがスンナリわかる本』　丸元康生　廣済堂出版
『サイトカインの秘密　免疫力を高める食べ物とは』　山崎正利　ＰＨＰ研究所
『川島隆太の脳の老化は自分で防げる』　川島隆太　講談社
『お茶の科学』　山西　貞　裳華房
『水の不思議』　北野　大　大和書房
『一生を決める一杯の水』　安井昌之　中経出版
『ウンコの本―ウンコでわかるあなたの健康』　下山　孝　神戸新聞総合出版センター
『カスピ海ヨーグルトの真実』　家森幸男　法研
『食の考古学』　佐原　真　東京大学出版会
『美人　蛇そしておなら』　小林敏成　曹源文庫
『クスリと暮らし　ほんとに大丈夫？その使い方で』　木村隆次　東京新聞出版局
『クスリに弱いヒトと困ったクスリたち』　東　純一　じほう
『太りゆく人類』　エレン・ラベル・シェル　栗木さつき訳　早川書房
『肥満遺伝子　肥満のナゾが解けた』　蒲原聖可　講談社
『体脂肪　脂肪の蓄積と分解のメカニズム』　湯浅型景元

『ウォーキングブック—正しい知識と実践法』　ＡＨＡ監修　濱本　紘監訳　総合医学社
『医師がすすめるウォーキング』　泉　嗣彦　集英社新書
『10歳若返る　インターバル速歩の秘密』　能勢　博（監修）根本賢一　こう書房
『骨から見た日本人　古病理学が語る歴史』　鈴木孝雄　講談社選書メチエ
『骨粗鬆症の最新治療』　細井孝之　講談社
『武藤教授の転ばぬ教室—寝たきりにならないために—』　武藤芳照　暮しの手帖社
『大脳が元気になる　快眠の本』　佐々木三男　講談社
『20章でさぐる睡眠の不思議』　ペレッ・ラヴィー　大平裕司訳　朝日選書
『合わない枕は病気をつくる』　奥山隆保　ハート出版
『お風呂は健康増進ルーム』　高野泰樹　健康ジャーナル社
『血圧を下げる安心読本』　渡辺　孝　主婦と生活社
『ストレス危機の予防医学』　森本かねひさ　ＮＨＫブックス
『森田療法』　岩井　寛　講談社現代新書
『パワーズ・オブ・テン』　チャールズ＆レイ・イームズ　ＥＡＭＥＳ　ＦＩＬＭＳ　アスミック
『危ない！「慢性疲労」』　倉恒弘彦、井上正康、渡辺恭良　ＮＨＫ出版
『父・丹羽文雄　介護の日々』　本田桂子　中央公論社
『無名兵士の言葉　人間を幸せにするものは何か』　加藤諦三　大和書房
『大安般守意経に学ぶ　釈尊の呼吸法』　村木弘昌　春秋社

『白隠の丹田呼吸法』　村木弘昌　春秋社
『読むだけで絶対やめられる　禁煙セラピー』　アレン・カー　阪本章子訳　KKロングセラーズ
『完全禁煙マニュアル』　高橋裕子他　PHP研究所
『たばこで他殺、たばこで自殺』　宮崎恭一　女子栄養大学出版部
『人は皆「自分だけは死なない」と思っている』　山村武彦　宝島社
『金子みすゞの詩と仏教』　酒井大岳　大法輪閣
『美容のヒフ科学』　安田利顕　漆畑　修改訂　南山堂
『美容と皮膚の新常識』　戸田　浄監修　中央書院
『光老化皮膚』　川田　暁編　南山堂
『紫外線保健指導マニュアル　平成16年』　環境省
『蚊』　池庄司敏明　東京大学出版会
『蚊の不思議　多様性生物学』　宮城一郎　東海大学出版会
『痛みと治療のしくみ』　川端一永　日本実業出版社
『痛みの声を聴け　文化や文学のなかの痛みを通して考える』　外　須美夫　克誠堂出版
『免疫の意味論』　多田富雄　青土社
『免疫、その驚異のメカニズム』　谷口　克　ウェッジ選書
『いのちのキーワード免疫』　穂積信道　オーム社
『ふしぎの植物学　身近な緑の知恵と仕事』　田中　修　中公新書

『記憶力を強くする』　池谷裕二　講談社
『海馬　脳は疲れない』　池谷裕二　糸井重里　朝日出版社
『禅と脳』　玄侑宗久　有田秀穂　大和書房
『セロトニン欠乏脳』　有田秀穂　NHK出版
『100歳の美しい脳』　デヴィッド・スノウドン　藤井留美訳　DHC
『アルツハイマー病のすべてがわかる本』　新井平伊　講談社
『ぼけの予防』　須貝祐一　岩波新書
『百寿者の秘密―不老長寿の夢に向けて―』　田内　久　裳華房
『データでみる百歳の科学』　鈴木　信　大修館書店
『百寿者の抗老化機序―健康長寿達成に向けて―』　広瀬信義他　日本内科学会雑誌

主な参考文献をあげましたが、他にも多数の著書、新聞記事、インターネットからの情報も参考にさせていただきました。紙面の都合で敬称は略させていただきましたが、多数の方の知恵をいただきました。あらためて深謝いたします。

**佐藤博道**（さとう　ひろみち）

1949年、岡山市に生まれる。岡山大学医学部卒業、岡山大学大学院医学研究科修了。医学博士。

11年間、病理医として、顕微鏡診断、病理解剖、病理研究業務に従事。

1985年、内科へ転向。

川崎医科大学附属川崎病院内科医長、川崎医科大学内科講師を経て、1993年、岡山市に内科医院を開院。現在にいたる。

趣味・特技は、ガーデニング、読書、旅行、ながら勉強、なんでも独学（料理、墨彩画、囲碁、英会話、ゴルフ、フルートなど。ただし、上達は望まない）

さとう内科

〒703-8205　岡山市中井269－8

ホームページ　http://www1.ocn.ne.jp/~yuyukai/

**多病息災にくらす健康生活術**

**病気も老いも仲良くつきあう22章**

発行日　2008年6月6日

著　者　佐藤博道

発　行　吉備人出版

〒700-0823　岡山市丸の内2丁目11-22

電話086-235-3456　ファクス086-234-3210

ホームページ http://www.kibito.co.jp

Eメール books@kibito.co.jp

印　刷　株式会社 三門印刷所

製　本　有限会社 明昭製本

ISBN978-4-86069-200-1　C0047